T0225246

Einführung in die Methoden, Methodologie und Statistik im Sport

Michael Fröhlich · Jochen Mayerl ·
Andrea Pieter · Wolfgang Kemmler

Einführung in die Methoden, Methodologie und Statistik im Sport

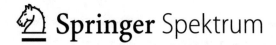 Springer Spektrum

Michael Fröhlich
Fachgebiet Sportwissenschaft
Technische Universität Kaiserslautern
Kaiserslautern, Deutschland

Jochen Mayerl
Institut für Soziologie
Technische Universität Chemnitz
Chemnitz, Deutschland

Andrea Pieter
Psychologie und Pädagogik
Deutsche Hochschule für Prävention und
Gesundheitsmanagement
Saarbrücken, Deutschland

Wolfgang Kemmler
Institut für medizinische Physik
Friedrich-Alexander Universität Erlangen
Erlangen, Deutschland

ISBN 978-3-662-61038-1   ISBN 978-3-662-61039-8   (eBook)
https://doi.org/10.1007/978-3-662-61039-8

Die Deutsche Nationalbibliothek verzeichnet diese Publikation in der Deutschen Nationalbibliografie;
detaillierte bibliografische Daten sind im Internet über http://dnb.d-nb.de abrufbar.

© Springer-Verlag GmbH Deutschland, ein Teil von Springer Nature 2020
Das Werk einschließlich aller seiner Teile ist urheberrechtlich geschützt. Jede Verwertung, die nicht
ausdrücklich vom Urheberrechtsgesetz zugelassen ist, bedarf der vorherigen Zustimmung des Verlags.
Das gilt insbesondere für Vervielfältigungen, Bearbeitungen, Übersetzungen, Mikroverfilmungen und
die Einspeicherung und Verarbeitung in elektronischen Systemen.
Die Wiedergabe von allgemein beschreibenden Bezeichnungen, Marken, Unternehmensnamen etc. in
diesem Werk bedeutet nicht, dass diese frei durch jedermann benutzt werden dürfen. Die Berechtigung
zur Benutzung unterliegt, auch ohne gesonderten Hinweis hierzu, den Regeln des Markenrechts. Die
Rechte des jeweiligen Zeicheninhabers sind zu beachten.
Der Verlag, die Autoren und die Herausgeber gehen davon aus, dass die Angaben und Informationen in
diesem Werk zum Zeitpunkt der Veröffentlichung vollständig und korrekt sind. Weder der Verlag, noch
die Autoren oder die Herausgeber übernehmen, ausdrücklich oder implizit, Gewähr für den Inhalt des
Werkes, etwaige Fehler oder Äußerungen. Der Verlag bleibt im Hinblick auf geografische Zuordnungen
und Gebietsbezeichnungen in veröffentlichten Karten und Institutionsadressen neutral.

Planung/Lektorat: Stephanie Preuß
Springer Spektrum ist ein Imprint der eingetragenen Gesellschaft Springer-Verlag GmbH, DE und ist
ein Teil von Springer Nature.
Die Anschrift der Gesellschaft ist: Heidelberger Platz 3, 14197 Berlin, Germany

Vorwort

Junge Menschen, die sich für ein Studium der Sportwissenschaft entscheiden, tun dies oftmals in erster Linie, weil sie eine persönliche Leidenschaft mit einer akademischen Ausbildung verbinden möchten. Der Sportsektor ist ein großer und vielfältiger Wachstumsmarkt, dessen gesellschaftliche Bedeutung nach wie vor sehr hoch ist. Denkt man an ein Sportstudium, so denkt man primär an sportpraktische Studienfächer oder die Verbindung von Sport und Wirtschaft – beispielsweise im Bereich des Sportmarketings. Dass jedoch in der Sportwissenschaft dem Begriff der *Wissenschaft* eine genauso große Bedeutung zukommt wie dem Begriff des *Sports,* überrascht und verunsichert viele Studierende, insbesondere zu Beginn ihres Studiums – ist es doch häufig ihr Ziel, nach Studienabschluss in den professionellen Strukturen von Vereinen oder Sportinstitutionen und -organisationen tätig zu werden. So verwundert es nicht, dass die Themen „Statistik" und „Methoden" von vielen Studierenden entweder nicht mit der nötigen Ernsthaftigkeit wahrgenommen werden oder sie, im Gegenteil, verängstigen und ihr Studium belasten. An dieser Stelle möchte dieses Buch ansetzen und insbesondere Studierenden der Sportwissenschaft, aber auch Doktoranden, Trainern und Übungsleitern die Methodologie, grundlegende Methoden und statistische Verfahren der Sportwissenschaft verständlich und anschaulich näherbringen.

Die Wissenschaft vom Sport kann in weiten Teilen den empirischen Sozial- und Humanwissenschaften zugeordnet werden. Darüber hinaus kommen in der Sportwissenschaft Methoden und Verfahren der naturwissenschaftlichen und medizinischen Forschung zur Anwendung. Innerhalb der interdisziplinären Sportwissenschaft haben sowohl qualitative als auch quantitative Forschungsparadigmen ihre Berechtigung. Schwerpunktmäßig liegt der Fokus jedoch eher im quantitativen Bereich. Eine Verknüpfung beider Ansätze liegt erst in wenigen Bereichen vor. Im Allgemeinen greift die Sportwissenschaft auf Methodologien, Methoden und statistische Verfahren der Mutterwissenschaften bzw. der Wissenschaftstheorie zurück und adaptiert diese auf sportspezifische Fragestellungen.

Zu Beginn dieses Buches wird die Sportwissenschaft in den wissenschaftstheoretischen Kontext eingeordnet, und es wird erläutert, welche wissenschaftlichen Grundpositionen in dieser recht jungen Disziplin aktuell vertreten werden. Darauf aufbauend werden die einzelnen Stufen des daraus resultierenden wissenschaftlichen Forschungsprozesses dargestellt – ausgehend von der Formulierung geeigneter Forschungsfragen über die Auswahl des richtigen Forschungsdesigns und der damit verbundenen Datenerhebung bis hin zur Auswahl der Stichprobe und die unterschiedlichsten quantitativen und qualitativen Auswertungsverfahren. Im Anschluss wird erläutert, warum die Einhaltung guter wissenschaftlicher Praxis eine so wichtige Rolle in der Forschung spielt und wie wissenschaftliche Studien hinsichtlich ihrer Qualität beurteilt werden können. Das Buch schließt mit einer Vielzahl von Empfehlungen zu Literaturrecherche, Datenbanken, Informationssystemen, publikationsrelevanten Informationen und dem Nutzen von Metaanalysen.

Wir haben es uns zur Aufgabe gemacht, all diese Aspekte kurz, prägnant und verständlich in den einzelnen Kapiteln darzustellen und mit relevanten Beispielen aus der Sportpraxis zu verdeutlichen. Die Auswahl und Aufbereitung der Themen des Buches basieren auf unserer langjährigen Erfahrung in Lehre und Forschung und dem intensiven Austausch mit unseren Studierenden und Qualifikanten.

Wir hoffen, mit diesem Buch die Leserinnen und Leser motivieren zu können, ihre eigenen wissenschaftlichen Studien durchzuführen, und ihnen die Freude, die Wissenschaft bereiten kann, näherzubringen.

Kaiserslautern   Prof. Dr. Michael Fröhlich
Chemnitz   Prof. Dr. Jochen Mayerl
Saarbrücken   Prof. Dr. Andrea Pieter
Erlangen   Prof. Dr. Wolfgang Kemmler
im Februar 2020

Inhaltsverzeichnis

1 Sportwissenschaft als empirische Humanwissenschaft   1
Michael Fröhlich, Jochen Mayerl, Andrea Pieter
und Wolfgang Kemmler
  1.1   Empirische Sozialforschung und empirische Theorie
       in der Sportwissenschaft   1
  1.2   Grundpositionen der empirischen Sozialforschung
       des Sports   6
  1.3   Empirische Verfahren und alternative
       Wissenschaftspositionen   9
  Literatur   11

2 Forschungsfragen, Forschungsprozess und Forschungsdesign   15
Michael Fröhlich, Jochen Mayerl, Andrea Pieter
und Wolfgang Kemmler
  2.1   Fragestellungen und Forschungsansätze   15
  2.2   Forschungsprozess   18
  2.3   Forschungsdesign   20
  Literatur   22

3 Messen und Datenerhebung   23
Michael Fröhlich, Jochen Mayerl, Andrea Pieter
und Wolfgang Kemmler
  3.1   Von der Hypothese zur Operationalisierung   23
  3.2   Variablen, Variablenbildung, Messen, Datenmatrix   24
  3.3   Messskalen   28
  3.4   Gütekriterien   29
  Literatur   31

4 Auswahlverfahren und Stichproben   33
Michael Fröhlich, Jochen Mayerl, Andrea Pieter
und Wolfgang Kemmler
  4.1   Auswahlverfahren   33
  4.2   Stichprobenziehung   34
  4.3   Stichprobengröße   35
  Literatur   37

5   Grundlagen der deskriptiven und schließenden Statistik 39
Jochen Mayerl, Michael Fröhlich, Andrea Pieter
und Wolfgang Kemmler
5.1   Deskriptive und schließende Statistik 39
5.2   Zentrale Annahmen der univariaten deskriptiven Statistik 42
5.3   Grundlogik der schließenden Statistik 47
5.4   Konfidenzintervalle und Signifikanztests. 50
Literatur. 55

6   Bivariate statistische Verfahren 57
Jochen Mayerl, Michael Fröhlich, Andrea Pieter
und Wolfgang Kemmler
6.1   Inferenzstatistische Unterschiedsverfahren 57
6.2   Bivariate Assoziationsmaße 59
Literatur. 72

7   Multivariate statistische Verfahren 73
Jochen Mayerl, Michael Fröhlich, Andrea Pieter
und Wolfgang Kemmler
7.1   Grundlagen multivariater statistischer Verfahren. 73
7.2   Arten von multivariaten Verfahren. 75
7.3   Weitergehende Untersuchungsanordnungen und aktuelle
        Tendenzen 78
Literatur. 79

8   Qualitative Forschungsmethoden 81
Andrea Pieter, Michael Fröhlich, Jochen Mayerl
und Wolfgang Kemmler
8.1   Grundlagen qualitativer Sozialforschung. 81
8.2   Datenerhebung. 84
8.3   Qualitative Inhaltsanalyse 89
Literatur. 90

9   Gute wissenschaftliche Praxis 93
Andrea Pieter, Wolfgang Kemmler, Jochen Mayerl
und Michael Fröhlich
9.1   Standards guter wissenschaftlicher Praxis. 93
9.2   Formalia der Durchführung wissenschaftlicher Studien 95
9.3   Auswahl des geeigneten Studientyps. 99
9.4   Richtlinien zur Strukturierung und Berichterstattung von
        Untersuchungen. 101
Literatur. 107

10 Evidenz und evidenzbasierte Praxis 109
Wolfgang Kemmler, Michael Fröhlich, Andrea Pieter
und Jochen Mayerl
10.1   Evidenzstufen wissenschaftlicher Publikationen. 109

10.2   Evidenzklassen und Empfehlungsgrade 110

10.3   Studienphasen 113

10.4   Bewertungsschemata (Scores) zur Erfassung der
methodischen Studienqualität 113

Literatur... 126

11   Literaturrecherche, Datenbanken und Informationssysteme. 129

Wolfgang Kemmler, Andrea Pieter, Jochen Mayerl
und Michael Fröhlich

11.1   Literaturrecherche 129

11.2   Geeignete Datenbanken zur Literaturrecherche. 131

Literatur... 132

12   Metaanalysen. 133

Andrea Pieter, Michael Fröhlich, Jochen Mayerl
und Wolfgang Kemmler

12.1   Ziel und Hintergrund einer Metaanalyse 133

12.2   Vorgehensweise bei der Durchführung einer Metaanalyse 135

12.3   Abgrenzung zwischen Metaanalyse und Review............. 141

Literatur... 144

Stichwortverzeichnis... 145

Über die Autoren

Prof. Dr. Michael Fröhlich leitet den Arbeitsbereich Sportwissenschaft mit dem Schwerpunkt Bewegungs- und Trainingswissenschaft an der Technischen Universität Kaiserslautern. Bedingt durch die empirische Ausrichtung des Arbeitsbereichs sowie durch langjährige Lehrerfahrung in verschiedenen Bachelor- und Masterstudiengängen in Forschungsmethoden besitzt er eine Expertise im Bereich Methodologie, Methoden und statistischer Verfahren.

Prof. Dr. Jochen Mayerl ist seit dem 1.10.2018 Professor für Soziologie mit Schwerpunkt Empirische Sozialforschung an der Technischen Universität Chemnitz. Dort ist er auch derzeitiger Koordinator des Methodenkompetenzzentrums der Fakultät für Human- und Sozialwissenschaften. Seit 2012 gibt Jochen Mayerl zudem Workshops an der ECPR Summer School in Methods and Techniques. Zu seinen zentralen Forschungsschwerpunkten gehören die Weiterentwicklung von Umfragemethoden und statistischen Verfahren der empirischen Sozialforschung sowie soziologische Einstellungs-Verhaltens-Forschung.

Prof. Dr. Andrea Pieter ist seit 2008 Professorin für Gesundheitsmanagement mit dem Schwerpunkt Psychologie und Pädagogik an der Deutschen Hochschule für Prävention und Gesundheitsmanagement in Saarbrücken. Dort verantwortet Sie neben dem Bereich Psychologie und Pädagogik auch die Module zu Statistik, Forschungsmethoden und wissenschaftlichem Arbeiten. Seit 2016 ist sie Rektorin der Deutschen Hochschule für Prävention und Gesundheitsmanagement.

Prof. Dr. Wolfgang Kemmler ist Professor für Trainingswissenschaften und Sportphysiologie an der Friedrich-Alexander Universität Erlangen-Nürnberg. Bedingt durch seinen Arbeitsschwerpunkt, der trainingswissenschaftlich-sportmedizinischen Interventionsforschung besitzt er eine Expertise im Bereich der Studienvorbereitung, Implementierung, -Durchführung und -Publikation.

Sportwissenschaft als empirische Humanwissenschaft

1

Michael Fröhlich, Jochen Mayerl, Andrea Pieter
und Wolfgang Kemmler

1.1 Empirische Sozialforschung und empirische Theorie in der Sportwissenschaft

In Deutschland ist die Sportwissenschaft[1] als relativ junges akademisches Fach seit den 1970er[2] Jahren an Universitäten, Hochschulen und Fachhochschulen als anerkannte Wissenschaft oder als wissenschaftliche Disziplin weitgehend etabliert und als institutionelles Fach verankert (Krüger 2018a, b). Versteht man die *Sportwissenschaft* – d. h. Wissenschaft vom Sport im Gegensatz zur reinen Praxis des Sports – unter der Perspektive, Sport, sportliche Phänomene oder auch das Sporttreiben selbst zu ergründen, zu beschreiben, zu verstehen und zu erklären und somit ein besseres Wissen und weitergehende Kenntnisse im und über den Sport zu erhalten (Krüger 2018a, S. 2; Krüger und Emrich 2013, S. 14), so kann die Sportwissenschaft in weiten Teilen den *empirischen Sozial- und Humanwissenschaften*[3]

---

[1]Die Ausführungen zur Sportwissenschaft als empirische Humanwissenschaft, zu den Forschungsfragen, zum Messen und zur Datenerhebung sowie zu möglichen Auswahlverfahren der Stichprobenziehung sind bereits in Fröhlich et al. (2019) publiziert und für die vorliegende Buchversion aktualisiert und erweitert worden.

[2]Für einen kurzen historischen Überblick zur Genese der Sportwissenschaft in Deutschland sei auf Krüger (2018a, b) verwiesen.

[3]Die aufgeführten Beschreibungen zur Methodologie, zu Methoden und zur Statistik in der Sportwissenschaft können nur einen sehr eingeschränkten ersten Eindruck geben und sind somit als grundlegende Einführung zu verstehen (vgl. Fröhlich et al. 2013). Weitergehende Betrachtungen auch über die Disziplingrenzen hinaus sind daher sehr zu empfehlen, wobei der interessierte Leser sowohl innerhalb der Sportwissenschaft (exemplarisch Bös et al. 2004; Singer und Willimczik 2002; Strauß et al. 1999; Vincent und Weir 2012; Willimczik 1999, 2001, 2003, 2010, 2011; Willimczik und Enniggkeit 2018; Witte 2019) als auch in der allgemeinen sozialwissenschaftlichen Grundlagenliteratur hierzu einen großen Fundus vorfindet (exemplarisch Albers et al. 2009; Baur und Blasius 2014; Bortz und Schuster 2010; Bühner und Ziegler 2017; Döring und Bortz 2016; Kromrey et al. 2016; Opp 2002; Pospeschill 2006; Sedlmeier und Renkewitz 2018).

© Springer-Verlag GmbH Deutschland, ein Teil von Springer Nature 2020
M. Fröhlich et al., *Einführung in die Methoden, Methodologie und Statistik im Sport*,
https://doi.org/10.1007/978-3-662-61039-8_1

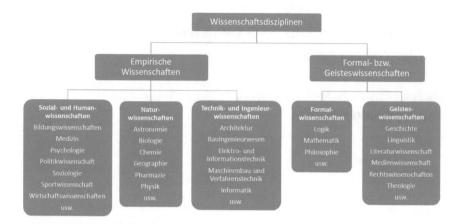

Abb. 1.1 Verortung der Querschnittswissenschaft Sportwissenschaft im Kanon der Fachdisziplinen des Wissenschaftssystem

zugeordnet werden (Abb. 1.1). Da sich die empirischen Sozial- und Humanwissenschaften mit den gesellschaftlichen Sachverhalten und den Menschen[4] als Forschungsobjekten beschäftigen und somit ein Großteil der Querschnittswissenschaft Sportwissenschaft hierzu gezählt werden kann, begründet sich diese erste formale Zuordnung. Andererseits wären Fragestellungen oder Zugänge, wie sie u. a. im Bereich der Sportinformatik, der Sport- und Gerätetechnologie, der Sportstättenplanung und der Biomechanik existieren, hierbei zunächst in Teilen ausgeklammert und eher in den *ingenieur-* oder *naturwissenschaftlichen* Disziplinen der Informatik, den Materialwissenschaften, der Städte- und Landschaftsplanung oder der Physik verortet.

▶ Unter **empirischer Sozial- und Humanforschung (-wissenschaft)** versteht man auf Erfahrung beruhende systematische Vorgehensweisen – Methoden und Verfahren – mit dem Ziel einer möglichst gesicherten Erkenntnis über die Wirklichkeit. Untersuchungsgegenstände sind soziale Phänomene sowie die reale objektive Welt (z. B. Personen, Objekte, Ereignisse, Gegenstände). Der Erkenntnisprozess ist weitgehend von der Wahrnehmung durch einen Beobachter entkoppelt und basiert auf systematischer Erfassung und Deutung nach bestimmten nachvollziehbaren Vorgehensweisen.

---

[4]Eine Erweiterung in Sozial-, Human- und Wirtschaftswissenschaften erfährt der Zugang, indem ökonomische Ansätze, wie sie den volks- und betriebswirtschaftlichen Disziplinen zugrunde liegen, hinzukommen. So greift bspw. die Sportökonomie als Teildisziplin innerhalb der Bindestrich-Wissenschaft auf eben jene ökonomischen Modelle, Annahmen und Methoden zurück.

Zusammenfassend betrachtet greift die interdisziplinäre, eher anwendungs-orientierte Sportwissenschaft auf ein großes Methodeninventar sowohl der Natur- als auch der Sozial-, Human- und Wirtschaftswissenschaften zurück und überträgt dieses auf den Gegenstand Sport in seinen unterschiedlichen Facetten, Gegenstandsbereichen und disziplinären Zugängen, wobei ein Großteil des Methodeninventars wie u. a. Beobachtung, Befragung, Experiment, Hermeneutik, Biografieforschung und soziometrische Methoden dem sozialwissenschaftlichen Kontext zugeordnet werden kann (Rethorst 2002; Singer 2002; Wagner und Willimczik 2002). Somit kommen in der interdisziplinären Sportwissenschaft einerseits genuin die in den Mutterwissenschaften und/oder in den Wissenschafts-methoden entwickelten *Methodologien*, *Methoden* und *Verfahren* zum Ein-satz (Baur und Blasius 2014). Andererseits haben die verschiedenen Disziplinen der Sportwissenschaft zusätzlich eigene, i. d. R. für die spezifische Situation angepasste Methoden wie systematische Spielbeobachtung, biomechanische Modellbildung, sportmotorische Tests oder Verfahren der Sportunterrichtsana-lyse hervorgebracht und in Teilen sehr stark für die disziplinären Voraussetzungen weiterentwickelt (Bös et al. 2016; Perl et al. 2002; Roth 2002; Witte 2019).

Aktuelle Methodologien, Methoden und Verfahren u. a. zu Big Data, Künst-licher Intelligenz, Performance Analysis oder selbstlernenden Systemen (z. B. Deep Learning, Machine Learning) sind bisher nur wenig in der Sportwissen-schaft rezipiert, werden aber voraussichtlich zukünftig einen höheren Stellenwert erhalten und neue Ansätze zur Ergründung sportlicher Phänomene hervorbringen (Alamar 2013; Link 2018; Martin 2016; Rein und Memmert 2016).

▶ Unter **Methodologie** – Lehre über die Vorgehensweise – versteht man die Lehre der wissenschaftlichen Methoden. Die Methodologie liefert Antworten, warum eine bestimmte Methode für eine Anwendung oder Fragestellung geeignet, weniger geeignet oder nicht geeignet ist. Die Methodologie klärt übergeordnete Verständnisfragen und liefert Antworten zum methodischen Weg und zum wissen-schaftlichen Vorgehen.

▶ Unter **wissenschaftlichen Methoden** versteht man die in der Scientific Com-munity allgemein gültigen und akzeptierten Verfahrensweisen, Techniken, Lösungswege und Auswertungsroutinen zur wissenschaftlichen Ergründung und Prüfung von Theorien und Hypothesen.

Folgt man diesem ersten Zugang, ist es Ziel, sportwissenschaftliche Sachver-halte wissenschaftlich zu untersuchen und somit zu möglichst gesicherten – *intersubjektiv geprüften* – Erkenntnissen zu gelangen. Diese gehen über das Alltagsverständnis *(Alltagstheorien)* hinaus und folgen einem empirischen Wissenschaftsverständnis (Reichertz 2014). „Intersubjektiv" bringt dabei zum Ausdruck, dass die wissenschaftliche Erkenntnis vom Subjekt, welches den Erkenntnisprozess in all seinen Facetten begleitet, losgelöst ist, indem z. B. andere Wissenschaftler zu einem anderen Zeitpunkt die neue Erkenntnis überprüfen können (u. a. Replikation[5]). Darüber hinaus folgt der Erkenntnisprozess möglichst objektiven nachvollziehbaren Ablaufschritten, nutzt elaborierte Mess- und Erhebungsverfahren und ist unbeeinflusst vom Erkenntnisinteresse des Subjekts, indem persönliche Meinungen vom wissenschaftlich Begründeten abgegrenzt werden.

▶ Unter **Replikation** versteht man in der Wissenschaftstheorie die Wiederholung einer wissenschaftlichen Studie. Dabei stehen die Überprüfung unter möglichst vergleichbaren Bedingungen (u. a. Vergleichbarkeit und Reproduzierbarkeit) sowie die Kontrolle von Forschungsergebnissen (u. a. Kriterien guter wissenschaftlicher Praxis) im Vordergrund. Replikation ist dabei ein sehr wichtiges Verfahren zur Prüfung experimentalwissenschaftlich und quantitativ begründeter empirischer Wissensansprüche (Deutsche Forschungsgemeinschaft 2017, S. 2).

▶ **Empirisches Wissen,** d. h. Wissen, das auf Erfahrung beruht, setzt die Existenz einer realen, tatsächlichen, objektiven Welt voraus, geht über den Einzelfall hinaus und ist unabhängig von der Wahrnehmung des Einzelnen und seiner subjektiven Prägung.

Während in der Alltagsbetrachtung jeder eine lebensweltliche Vorstellung von Sport besitzt, ist es Ziel der Sportwissenschaft, den Gegenstand möglichst exakt, hinreichend und in all seinen Facetten im Gegensatz zu bspw. Game und Play abzugrenzen, die wesentlichen Charakteristika zu definieren und somit einem empirischen Verständnis zugänglich zu machen (Krüger und Emrich 2018; Willimczik 2001). Dass dies beim Gegenstand Sport kein leichtes Unterfangen ist, liegt u. a. in der Definitionsproblematik (z. B. Real-, Nominal- und operationale Definition von Sport), den notwendigen und hinreichenden Bedingungen für die Betrachtung von Sport sowie der Abgrenzung bzw. Familienähnlichkeit mit anderen Tätigkeiten (z. B. Play, Game, Exercise, Bewegung, körperliche Aktivität).

Zur Darstellung verschiedener Sportmodelle innerhalb der Sportwissenschaft sowie deren Abgrenzung und normativer Setzung sei exemplarisch auf Heinemann (1998) und Willimczik (2001, 2007) sowie auf Tab. 1.1 verwiesen. Zur normativen Prägung, zum historischen und gesellschaftlichen Hintergrund und zum Erklärungswert unterschiedlicher Sportmodelle und deren Tragweite anhand der wesentlichen Strukturelemente wie *körperliche Bewegung, Prinzip der Leistung, konstituierendes sportarttypisches Regelwerk* und *Unproduktivität der Handlung* siehe Krüger und Emrich (2018).

---

[5]Zunehmend wird in der Scientific Community in den einzelnen Fachdisziplinen eine Replikationskrise ausgemacht. Begründet wird dies u. a. damit, dass nur ein geringer Teil der empirischen Erkenntnis in Folgestudien repliziert werden kann, oftmals sogar gegenteilige Befunde resultieren und somit der wissenschaftliche Erkenntnisgewinn eingeschränkt sei. Zur Einschätzung und zum Diskurs der Replikationskrise in der Wissenschaft sei auf die Ausführungen der Deutschen Forschungsgemeinschaft (2017) verwiesen.

Tab. 1.1 Elemente und wesentliche strukturprägende Merkmale des Sportmodells (Heinemann 1998, S. 35)

	Körperliche Bewegung	Leistungsprinzip	Sportarttypisches Regelwerk	Unproduktiv
Traditioneller Wettkampfsport	Gegeben	Gegeben	Gegeben	Gegeben
Professioneller Showsport	Gegeben	Gegeben	Gegeben	Nicht gegeben
Expressives Sportmodell	Gegeben	Bedingt gegeben	Nicht gegeben	Gegeben
Funktionalistisches Sportmodell	Gegeben	Bedingt gegeben	Nicht gegeben	Nicht gegeben
Traditionelle Spielkulturen	Gegeben	Bedingt gegeben	Bedingt gegeben	Gegeben

Stellt man wissenschaftliche Erfahrungen sowie Erkenntnisgewinnung und Alltagserfahrungen gegenüber, so lassen sich in Anlehnung an Kromrey et al. (2016, S. 23) *wissenschaftliche Erfahrungen* dadurch klassifizieren, dass sie möglichst *objektiv* den Gegenstand, den Sachverhalt, das Ereignis *beschreiben* und *klassifizieren,* möglichst *allgemeingültige Regeln* und *Systematiken* finden, *verallgemeinernde Beobachtungen* anstellen und in der Auswahl der Betrachtung auf *wenige Gesichtspunkte* fokussieren. Darüber hinaus steht der Forschungsprozess mit den jeweiligen etablierten *Methodologien* und *Methoden* im Mittelpunkt der Betrachtung (Tab. 1.2).

Im Gegensatz dazu sind direkte Unterscheidungskriterien für *wissenschaftliche Theorien* oder *Alltagstheorien* schwieriger zu fassen, da diese nicht in prinzipieller, sondern nur in gradueller Art vorliegen und ein unterschiedliches Verständnis zu verschiedenen Arten von Theorien, deren Reichweite und Formalisierung vorhanden ist (Willimczik 2003, S. 26).

Der Theorienbegriff kann dabei auf unterschiedlichen Abstraktionsebenen verortet werden (Willimczik 2003, S. 22). So wäre unter einer Theorie auf der ersten

Tab. 1.2 Differenzierung von wissenschaftlichem und alltäglichem Erfahrungswissen

Wissenschaftliches Erfahrungswissen	Alltägliches Erfahrungswissen
Theoriegeleitet/hohe Abstraktionsfähigkeit/möglichst allgemeingültig/Ergebnisse generalisierbar	Geleitet von Alltagstheorien/individuelle Erfahrungen/eher Einzelfall/geringere Übertragbarkeit/eingeschränkte Güte
Hoher Grad an Objektivität/beschreibend, klassifizierend, erklärend/prüfend	Geringerer Grad an Objektivität/beschreibend, wahrnehmend/hohe Komplexität
Eher selektiv/verallgemeinernd/allgemeingültige Regeln und Systematiken/wenige Gesichtspunkte	Eher global/individuell/funktionelle Regeln und Systematiken/eher Gesamtbetrachtung

Ebene das Anschauen und Ergründen von etwas Gegebenem (z. B. Theorie der Leibeserziehung) im Gegensatz zum Sachverhalt modifizierenden Handelns der Praxis (z. B. Schulung der Spielpraxis) zu verstehen. Auf der zweiten Ebene wäre eine Theorie als wissenschaftliches Paradigma oder als grundlegender Forschungsansatz zu verstehen (z. B. Theorie multipler Aufgaben zur Spielvermittlung). Drittens kann Theorie verstanden werden als Zusammenwirken von Erfahrungen und Denken im Sinne des logischen Empirismus (z. B. Theorie Generalisierter Motorischer Programme). Abschließend firmiert Theorie unter dem wissenschaftlichen Erkenntnisprozess der Beobachtung, der Erklärung mittels Hypothese oder Gesetz und der theoretischen Begründung (Seiffert 1997).

Für die Sportwissenschaft wären beispielsweise *Theorien im engeren Sinne,* als mehr oder weniger stark formalisierte oder axiomatische Interaktionsbeziehungen von Begriffen (z. B. Risiko-Wahl-Modell der Motivationspsychologie), oder *Theorien im weiteren Sinne,* als vorläufiges heuristisches Konzept von zusammenhängenden Merkmalen (z. B. Sozialisations-, Figurations-, Reifungs- und genetisches Korrelat der motorischen Entwicklung) zu unterscheiden.

▶ **Theorien** dienen dazu, Sachverhalte zu beschreiben, zu erklären und vorherzusagen, und können als wesentliche Bestandteile eines wissenschaftlichen Erkenntnisprozesses angesehen werden. Theorien bestehen aus einem systematischen Beziehungsgefüge von Ideen und Annahmen zu einem mehr oder weniger spezifizierten Gegenstand. Sie bilden ein logisch widerspruchsfreies Aussagensystem über den jeweiligen Untersuchungsgegenstand.

Leider muss für die Sportwissenschaft konstatiert werden, dass eine theoretische Unterfütterung und eine explizite theoretische Einbettung von Forschungsvorhaben oder Forschungsprogrammen quantitativ diametral einem experimentellen oder quasiexperimentellen Forschungsansatz gegenüberstehen und weniger eine explizite Theoriebildung im Gegensatz zur Theorieprüfung das Ansinnen im Forschungsprozess ist (Willimczik 2003). Höner (2008, S. 20) hat in diesem Kontext von Theorieentwicklung und Praxisbezug bereits 2008 darauf verwiesen, dass sich die Sportwissenschaft die Autonomie – auch gegenüber der Praxis – erhalten und sich die Zeit und Freiheit nehmen sollte, die in der Praxis „wirksamen" Intervention theoretisch zu belegen.

1.2   Grundpositionen der empirischen Sozialforschung des Sports

Auf Erfahrung beruhendes Wissen – *empirisches Wissen* – setzt als conditio sine qua non die Existenz einer *realen*[6], möglichst *objektiven* Welt (das Reck des Turners, die Tour de France als Ereignis oder erzielte Bundesliga-Tore am

---

[6]Siehe hierzu Karl Poppers Dreiweltenmodell (Popper 1998).

Ende der Saison) voraus. Empirisches Wissen ist prinzipiell *„unabhängig"* und *„unbeeinflusst"* durch die Wahrnehmung des Beobachters und wird auch durch die Beobachtung selbst nur wenig beeinflusst (Chalmers 2001). Wissenschaftstheoretisch wäre dieser Standpunkt dem *erkenntnistheoretischen Realismus* zuzurechnen, während andere Zugänge oder Perspektiven, wie *erkenntnistheoretischer Konstruktivismus*, die Möglichkeit, die Realität mit den Wahrnehmungssinnen, geeigneten Methoden oder Verfahren zu erfassen, ablehnen oder nur bedingt zulassen. Realität in diesem Sinne ist, was unser Gehirn uns unter Realität vermittelt und somit ein jeweils subjektives (Ab-)Bild.

Beiden Perspektiven ist gemein, dass empirisches Wissen jedoch nur in der Auseinandersetzung mit der Realität und durch Abgleich der Realität zu erlangen ist. Der Abgleich findet dabei über die Beobachtung (Tab. 1.3) sowie adäquate Methoden oder Verfahren statt (Kromrey et al. 2016, S. 28). Beobachtung ist hierbei weit zu verstehen, indem nicht nur die tatsächliche Beobachtung (z. B. differenziert in wissenschaftlicher Anspruch, Standardisierung, Transparenz, Beobachterrolle, Teilnahmegrad, Realitätsbezug und Setting; vgl. Fröhlich et al. 2013, S. 40), sondern auch anderen Arten und Methoden der Datengewinnung wie *Experiment, Befragung, Dokumentenanalyse, sportmotorische Tests* u. v. a. m. eingeschlossen sind (Wagner und Willimczik 2002).

▶ **Beobachtung** wird verstanden als kontrollierte direkte oder indirekte Wahrnehmung mit den Wahrnehmungssinnen oder speziell konstruierten Beobachtungs- und Mess- oder Erhebungsinstrumenten.

Fokussiert man auf den erkenntnistheoretischen Realismus als Grundposition der empirischen Sozialforschung des Sports und nimmt dabei eine kritisch-rationale Wissenschaftsperspektive im Sinne des *kritischen Rationalismus* ein (Albert 1972;

Tab. 1.3 Beobachtungsformen (n. Lamnek und Krell 2016, S. 530)

Strukturierungsdimension	Form und Art der Beobachtung	
Wissenschaftlicher Anspruch	Naiv, alltäglich	Systematisch, wissenschaftlich
Standardisierung	Unstrukturiert, nicht standardisiert, wenig kategorisiert	Strukturiert, standardisiert, kategorisiert
Transparenz	Offen	Verdeckt
Beobachterrolle	Teilnehmend	Nicht teilnehmend
Teilnehmergrad	Aktiv teilnehmend	Passiv teilnehmend
Realitätsbezug	Direkt	Indirekt
Setting bzw. Natürlichkeit der Situation	Feldbeobachtung	Laborbeobachtung
Forschungsparadigma	Qualitativer Ansatz	Quantitativer Ansatz
Theoretischer Rahmen	Explorativ, erkundend	Prüfend, erklärend

Popper 2002), so müssen alle Aussagen, die durch Beobachtung gemacht wurden, einerseits an der *Erfahrung* (Realität) *überprüfbar* und andererseits an der Konfrontation mit der *Erfahrung scheitern* können (Popper 1998). Die prinzipielle *Widerlegbarkeit,* das Scheitern an der Realität, grenzt somit wissenschaftliche Theorien von anderen Aussagensystemen oder Bezügen (z. B. Metaphysik) ab, was als *Abgrenzungskriterium* empirischer Wissenschaften bezeichnet wird (Popper 2000, 2002).

Vereinfacht kann man sich den empirischen Erkenntnisgewinn dabei als einen fortlaufenden iterativen Prozess der Formulierung von mehr oder weniger theoretisch begründeten *Hypothesen* oder Annahmen, deren empirischen Testens (Methoden zur Überprüfung der Realität), der Umformulierung bei Widerlegung (Falsifikation) bzw. vorläufigen Bestätigung (Verifikation) und erneuten Prüfung unter spezifischeren Bedingungen vorstellen.

▶ Unter einer **Hypothese** versteht man die Formulierung eines (idealiter kausalen) Zusammenhangs zwischen mindestens zwei Ereignissen. Eine Hypothese wird i. d. R. über einen Konditionalsatz – „wenn, dann" bzw. „je, desto" – formuliert, der über den Einzelfall hinausweist und durch Erfahrungsdaten falsifizierbar ist bzw. an anerkannten empirischen Gesetzmäßigkeiten scheitern kann. Prinzipiell können übergeordnet vier Arten von Hypothesen unterschieden werden:

1. *Unterschiedshypothesen* postulieren, dass sich mindestens zwei oder auch mehrere „Populationen" bezüglich einer oder auch mehrerer abhängiger Variablen unterscheiden (z. B. „Sportstudierende im ersten, dritten und fünften Fachsemester unterscheiden sich in der Einschätzung der Wichtigkeit wissenschaftlicher Forschungsmethoden für das Sportstudium").
2. *Zusammenhangshypothesen* postulieren, dass es zwischen zwei oder mehreren Variablen einen Zusammenhang gibt (z. B. „Es gibt einen Zusammenhang zwischen der Einschätzung der Wichtigkeit wissenschaftlicher Forschungsmethoden für das Sportstudium und der Höhe des absolvierten Fachsemesters").
3. *Veränderungshypothesen* postulieren, dass eine oder auch mehrere Variablen zu unterschiedlichen Messzeitpunkten unterschiedliche Ausprägungen annehmen (z. B. „Die Einschätzung der Wichtigkeit wissenschaftlicher Forschungsmethoden für das Sportstudium verändert sich vom ersten bis zum fünften Fachsemester").
4. *Einzelfallhypothesen* postulieren, dass Merkmale oder Verhaltensweisen bei einer Person (Merkmalsträger) oder einem Objekt zu verschiedenen Messzeitpunkten und/oder unter verschiedenen Bedingungen (Situationen) unterschiedliche Ausprägungen annehmen (z. B. „Daniel bewertet die Wichtigkeit wissenschaftlicher Forschungsmethoden für das Sportstudium umso höher, je weiter er das Sportstudium absolviert hat").

Empirische Sozialforschung im Sport versucht daher, durch wiederholten Versuch und Irrtum, durch Eliminierung „falscher Hypothesen" oder strengeres Testen vorläufig „bewährter Hypothesen" zu möglichst „wahren Aussagen" über die Wirklichkeit sportlicher Phänomene zu gelangen. Der erzielte Wahrheitsgehalt der Erkenntnis ist dabei jedoch kein absoluter, sondern ein nur vorläufiger und akzeptierter, der sich an der beobachteten Realität zeigt[7].

Darüber hinaus werden in der Wissenschaftstheorie neben der *Vorläufigkeit* wissenschaftlicher Erkenntnisse die *innere* (keine logischen Brüche) und *äußere Widerspruchsfreiheit* (kompatibel mit bisherigem akzeptierten Wissen), die *Aussagekraft* (möglichst aussagekräftige sowie viele und präzise Vorhersagen) und die *Verständlichkeit* (einfache, klare und eindeutige Sprache) als Kriterien genannt.

Anhand dieser ersten Vorüberlegungen wird deutlich, dass die Beschreibung des aktuellen Forschungsstandes, die Aufbereitung des theoretischen Hintergrundes, die Ableitung und Formulierung (Reformulierung) von Hypothesen, die Planung und Gestaltung des Untersuchungsdesigns, die Datenerhebung, die Auswertung der Daten und die Ergebnispräsentation einerseits aufeinander Bezug nehmen müssen und andererseits einem mehr oder weniger „formalen" Ablaufschema folgen.

1.3   Empirische Verfahren und alternative Wissenschaftspositionen

Die bisherigen Überlegungen gingen davon aus, dass der wissenschaftliche Erkenntnisgewinn auf der *intersubjektiven Überprüfung* und der *kritischen Auseinandersetzung* mit der Realität basiert (*analytisch-nomologisches* Forschungsverständnis mit den Ausprägungen wie Empirismus, Positivismus, Kritischer Rationalismus, Falsifikationismus etc.) und das „Sein" vom „Sollen" getrennt ist. Das heißt, explizite *Werturteile* sowie die *Bewertung der Realität* sind hierbei ausgeschlossen.

Anders verhält es sich bei *qualitativ-interpretativen* Ansätzen mit den Unterströmungen wie hermeneutisch-dialektischer Richtung, kritischer Diskurstheorie, symbolischem Interaktionismus oder rekonstruktiver Sozialforschung. Diesen Forschungsrichtungen wird explizit die subjektive Rolle der aktiv Gestaltenden und sozial Interagierenden zugesprochen (Przyborski und Wohlrab-Sahr 2014).

Während in der Vergangenheit *quantitative* (analytisch-nomologische) und *qualitative* Forschungsansätze (Methodologien) in einem weitgehend diskursiven Verhältnis zueinander standen – *monomethodologischer Paradigmenstreit* – und jeder Ansatz für sich eine prinzipielle Überlegenheit postulierte, geht man heute

---

[7]Karl Popper (1998, S. VII und 73) schreibt hierzu: Die Wahrheit ist objektiv und absolut. Wir können uns aber niemals sicher sein, dass wir die Wahrheit, die wir suchen, gefunden haben. Unser Wissen ist daher immer nur Vermutungswissen und zeitlich begrenzt. Doch wir können unsere Vermutungen kritisch überprüfen, unsere Fehlurteile entdecken und aus unseren Irrtümern und Fehlern lernen. Aller Erkenntnisfortschritt besteht in der stetigen Verbesserung des vorhandenen Wissens in der Hoffnung, der Wahrheit ein Stück näher zu kommen.

von einem ergänzenden *Forschungsparadigma* aus (Baur und Blasius 2014; Kelle 2014; Kuckartz 2014), indem je nach Fragestellung oder Forschungsproblem die jeweils „adäquate" und für den Erkenntnisfortschritt bestmögliche Methode gewählt wird (Creswell und Clark 2018).

▶ Unter einem **Forschungsparadigma** soll eine übergeordnete, von der Scientific Community allgemein akzeptierte Vorgehensweise (Theorien, Fragestellungen und Methoden), einschließlich eines gemeinsamen Verständnisses von wissenschaftlicher Tätigkeit, verstanden werden. Forschungsparadigmen haben eine bestimmte Lebensspanne und werden dann durch ein alternatives Paradigma in Form eines Paradigmenwechsels abgelöst (vgl. Fleck 1980 [1935]; Kuhn 1976).

Beide Forschungsstrategien werden als legitime wissenschaftliche Zugänge in der empirischen Humanwissenschaft des Sports anerkannt und erfahren im *Mixed-Methods-Ansatz* ihre logische Erweiterung. Im Mixed-Methods-Ansatz werden auf der Ebene der Generierung von Daten, der Datenerhebung und der Datenanalyse qualitative und quantitative Forschungsmethoden im Rahmen einer einzelnen Studie, eines Forschungsprogramms oder eines interdisziplinären Forschungsverbundes sinnvoll und methodenadäquat verknüpft (Creswell und Clark 2018; Grecu und Völcker 2018; Kelle 2014; König 2016; Kuckartz 2014).

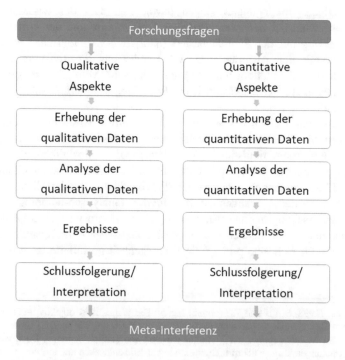

Abb. 1.2 Ablaufschema des parallelen Design im Mixed-Methods-Ansatz (n. Kuckartz 2014, S. 74)

Des Weiteren wird von Creswell und Clark (2018, S. 5) im Rahmen des Mixed-Methods-Ansatz auf vier Punkte verwiesen:

1. collects and analyzes both qualitative and quantitative data rigorously in response to research questions and hypotheses,
2. integrates (or mixes or combines) the two forms of data and their results,
3. organizes these procedures into specific research designs that provide the logic and procedures for conducting the study, and
4. frames these procedures within theory and philosophy.

Da sich die Forschung im Sport zusehends in Richtung interdisziplinärer Forschungsverbünde und strukturierter Forschungsprogramme ausweitet und methodenübergreifend Wissen und neue Erkenntnisse generiert, kommt dem Mixed-Methods-Ansatz zukünftig verstärkt Aufmerksamkeit zu (Abb. 1.2).

Literatur

Alamar, B. C. (2013). *Sports analytics. A guide for coaches, managers, and other decision makers*. New York: Columbia University Press.
Albers, S., Klapper, D., Konradt, U., Walter, A., & Wolf, J. (2009). *Methodik der empirischen Forschung*. Wiesbaden: Gabler.
Albert, H. (1972). *Konstruktion und Kritik. Aufsätze zur Philosophie des kritischen Rationalismus*. Hamburg: Hoffmann und Campe.
Baur, N., & Blasius, J. (2014). *Handbuch Methoden der empirischen Sozialforschung*. Wiesbaden: VS Verlag.
Bortz, J., & Schuster, C. (2010). *Statistik für Human- und Sozialwissenschaftler*. Berlin: Springer.
Bös, K., Hänsel, F., & Schott, N. (2004). *Empirische Untersuchungen in der Sportwissenschaft*. Hamburg: Czwalina Verlag.
Bös, K., Schlenker, L., Büsch, D., Lämmle, L., Müller, H., Oberger, J., et al. (2016). *Deutscher Motorik-Test 6-18 (DMT6-18)*. Hamburg: Feldhaus Edition Czwalina.
Bühner, M., & Ziegler, M. (2017). *Statistik für Psychologen und Sozialwissenschaftler*. München: Pearson Studium.
Chalmers, A. F. (2001). *Wege der Wissenschaft. Einführung in die Wissenschaftstheorie*. Berlin: Springer.
Creswell, J. W., & Clark, V. L. P. (2018). *Designing and conducting mixed methods research*. Thousand Oaks: Sage.
Deutsche Forschungsgemeinschaft. (2017). *Replizierbarkeit von Forschungsergebnissen. Eine Stellungnahme der Deutschen Forschungsgemeinschaft*. Bonn: Deutsche Forschungsgemeinschaft.
Döring, N., & Bortz, J. (2016). *Forschungsmethoden und Evaluation in den Sozial- und Humanwissenschaften*. Heidelberg: Springer.
Fleck, L. (1980). *Entstehung und Entwicklung einer wissenschaftlichen Tatsache*. Frankfurt a. M.: Suhrkamp Taschenbuch Wissenschaft 312. (Erstveröffentlichung 1935)
Fröhlich, M., Klein, M., & Emrich, E. (2013). Forschendes Lernen im und nach dem Studium - Theorien, Forschungsmethoden und wissenschaftliches Arbeiten. In A. Güllich & M. Krüger (Hrsg.), *Sport – Das Lehrbuch für das Sportstudium* (S. 24–45). Berlin: Springer-Spektrum.
Fröhlich, M., Mayerl, J., & Pieter, A. (2019). Sportwissenschaft: Methodologie und Methoden. In A. Güllich & M. Krüger (Hrsg.), *Grundlagen von Sport und Sportwissenschaft* (S. 1–17). Berlin: Springer.

Grecu, A. L., & Völcker, M. (2018). Mixed Methods. In M. S. Maier, C. I. Keßler, U. Deppe, A. Leuthold-Wergin, & S. Sandring (Hrsg.), *Qualitative Bildungsforschung: Methodische und methodologische Herausforderungen in der Forschungspraxis* (S. 229–246). Wiesbaden: Springer Fachmedien Wiesbaden.

Heinemann, K. (1998). *Einführung in die Soziologie des Sports*. Schorndorf: Hofmann.

Höner, O. (2008). Basiert die Sportwissenschaft auf unterschiedlichen "Sorten" von Theorien? *Sportwissenschaft, 38*(1), 3–23.

Kelle, U. (2014). Mixed Methods. In N. Baur & J. Blasius (Hrsg.), *Handbuch Methoden der empirischen Sozialforschung* (S. 153–166). Wiesbaden: VS Verlag.

König, S. (2016). A plea for mixed methods approaches in research on teaching in physical education. *Sportwissenschaft, 46*(3), 179–187.

Kromrey, H., Roose, J., & Strübing, J. (2016). *Empirische Sozialforschung*. München: UKV Verlagsgesellschaft.

Krüger, M. (2018a). Sportwissenschaft: Gegenstand, Disziplin, Theorie und Praxis. In A. Güllich & M. Krüger (Hrsg.), *Grundlagen von Sport und Sportwissenschaft: Handbuch Sport und Sportwissenschaft* (S. 1–17). Berlin: Springer.

Krüger, M. (2018b). Sportwissenschaft: Zur Geschichte einer Querschnittswissenschaft. In A. Güllich & M. Krüger (Hrsg.), *Grundlagen von Sport und Sportwissenschaft: Handbuch Sport und Sportwissenschaft* (S. 1–19). Berlin: Springer.

Krüger, M., & Emrich, E. (2013). Die Wissenschaft vom Sport. In A. Güllich & M. Krüger (Hrsg.), *Sport - Das Lehrbuch für das Sportstudium* (S. 9–23). Heidelberg: Springer-Spektrum.

Krüger, M., & Emrich, E. (2018). Sportmodelle: Sportkonstruktionen zwischen Modell, Theorie und Typologie. In A. Güllich & M. Krüger (Hrsg.), *Grundlagen von Sport und Sportwissenschaft: Handbuch Sport und Sportwissenschaft* (S. 1–21). Berlin: Springer.

Kuckartz, U. (2014). *Mixed Methods. Methodologie, Forschungsdesigns und Analyseverfahren*. Wiesbaden: Springer VS.

Kuhn, T. S. (1976). *Die Struktur wissenschaftlicher Revolution*. Frankfurt a. M.: Suhrkamp Taschenbuch Wissenschaft 25.

Lamnek, S., & Krell, C. (2016). *Qualitative Sozialforschung*. Weinheim: Beltz.

Link, D. (2018). Sports Analytics. Wie aus (kommerziellen) Sportdaten neue Möglichkeiten für die Sportwissenschaft entstehen. *German Journal of Exercise and Sport Research, 48*(1), 13–25.

Martin, L. (2016). *Sports performance measurement and analytics. The science of assessing performance, predicting future outcomes, interpreting statistical models, and evaluating the market value of athletes*. New Jersey: Pearson Education.

Opp, K.-D. (2002). *Methodologie der Sozialwissenschaften*. Wiesbaden: Westdeutscher Verlag.

Perl, J., Lames, M., & Glitsch, U. (2002). *Modellbildung in der Sportwissenschaft*. Schorndorf: Hofmann.

Popper, K. R. (1998). *Objektive Erkenntnis*. Hamburg: Hoffmann und Campe.

Popper, K. R. (2000). *Vermutung und Widerlegung. Das Wachstum der wissenschaftlichen Erkenntnis*. Tübingen: Mohr Siebeck.

Popper, K. R. (2002). *Logik der Forschung*. Tübingen: Mohr Siebeck.

Pospeschill, M. (2006). *Statistische Methoden*. München: Elsevier.

Przyborski, A., & Wohlrab-Sahr, M. (2014). Forschungsdesigns für die qualitative Sozialforschung. In N. Baur & J. Blasius (Hrsg.), *Handbuch Methoden der empirischen Sozialforschung* (S. 117–133). Wiesbaden: VS Verlag.

Reichertz, J. (2014). Empirische Sozialforschung und soziologische Theorie. In N. Baur & J. Blasius (Hrsg.), *Handbuch Methoden der empirischen Sozialforschung* (S. 65–80). Wiesbaden: VS Verlag.

Rein, R., & Memmert, D. (2016). Big data and tactical analysis in elite soccer: Future challenges and opportunities for sports science. *SpringerPlus, 5*(1), 1410.

Rethorst, S. (2002). Soziometrische Methoden. In R. Singer & K. Willimczik (Hrsg.), *Sozialwissenschaftliche Forschungsmethoden in der Sportwissenschaft* (S. 201–222). Hamburg: Czwalina Verlag.

Roth, K. (2002). Sportmotorische Tests. In R. Singer & K. Willimczik (Hrsg.), *Sozialwissenschaftliche Forschungsmethoden in der Sportwissenschaft* (S. 99–121). Hamburg: Czwalina Verlag.

Sedlmeier, P., & Renkewitz, F. (2018). *Forschungsmethoden und Statistik für Psychologen und Sozialwissenschaftler*. München: Pearson Studium.

Seiffert, H. (1997). *Einführung in die Wissenschaftstheorie 4*. München: Beck.

Singer, R. (2002). Befragung. In R. Singer & K. Willimczik (Hrsg.), *Sozialwissenschaftliche Forschungsmethoden in der Sportwissenschaft* (S. 143–170). Hamburg: Czwalina Verlag.

Singer, R., & Willimczik, K. (2002). *Sozialwissenschaftliche Forschungsmethoden in der Sportwissenschaft*. Hamburg: Czalina Verlag.

Strauß, B., Haag, H., & Kolb, M. (1999). *Datenanalyse in der Sportwissenschaft*. Schorndorf: Hofmann-Verlag.

Vincent, W. J., & Weir, J. P. (2012). *Statistics in Kinesiology*. Illinois: Human Kinetics.

Wagner, P., & Willimczik, K. (2002). Beobachtung. In R. Singer & K. Willimczik (Hrsg.), *Sozialwissenschaftliche Forschungsmethoden in der Sportwissenschaft* (S. 171–199). Hamburg: Czwalina Verlag.

Willimczik, K. (1999). *Statistik im Sport: Grundlagen – Verfahren – Anwendungen*. Hamburg: Czwalina Verlag.

Willimczik, K. (2001). *Sportwissenschaft interdisziplinär. Ein wissenschaftstheoretischer Dialog. Band 1: Geschichte, Struktur und Gegenstand der Sportwissenschaft*. Hamburg: Czwalina Verlag.

Willimczik, K. (2003). *Sportwissenschaft interdisziplinär. Ein wissenschaftstheoretischer Dialog. Band 2: Forschungsprogramme und Theoriebildung in der Sportwissenschaft*. Hamburg: Czwalina Verlag.

Willimczik, K. (2007). Die Vielfalt des Sports. Kognitive Konzepte der Gegenwart zur Binnendifferenzierung des Sports. *Sportwissenschaft, 37*(1), 19–37.

Willimczik, K. (2010). *Sportwissenschaft interdisziplinär. Ein wissenschaftstheoretischer Dialog. Band 3: Forschungsmethodik und Verantwortung in der Sportwissenschaft*. Hamburg: Czwalina Verlag.

Willimczik, K. (2011). *Sportwissenschaft interdisziplinär. Ein wissenschaftstheoretischer Dialog. Band 4: Die sportwissenschaftlichen Teildiziplinen in ihrer Stellung zur Sportwissenschaft*. Hamburg: Czwalina Verlag.

Willimczik, K., & Ennigkeit, F. (2018). *Statistik im Sport: Grundlagen – Verfahren – Anwendungen*. Hamburg: Feldhaus.

Witte, K. (2019). *Angewandte Statistik in der Bewegungswissenschaft* (Bd. 3). Heidelberg: Springer-Spektrum.

Forschungsfragen, Forschungsprozess und Forschungsdesign

2

Michael Fröhlich, Jochen Mayerl, Andrea Pieter
und Wolfgang Kemmler

2.1 Fragestellungen und Forschungsansätze

Bevor im Nachfolgenden auf den Forschungsprozess näher eingegangen wird, soll einleitend darauf hingewiesen werden, dass es innerhalb der empirischen Sozialforschung, so auch in der Sportwissenschaft, keinen für alle gültigen Forschungsvorhaben stringenten Ablaufplan weder für das qualitative noch für das quantitative Forschungsparadigma gibt. Daher kann die in Abb. 2.1 dargestellte Verlaufsstruktur eines idealtypischen Forschungsprozesses nur als generelle Orientierung im Sinne eines roten Fadens dienen. In der Realität wird man von diesem sequenziellen Ablaufprozess mehr oder weniger abweichen und Überschneidungen, Rückkopplungsprozesse oder auch Auslassungen in Kauf nehmen müssen.

Zu Beginn eines jeden Forschungsvorhabens steht die Frage des sogenannten *Entdeckungszusammenhangs,* d. h., welchen Anlass oder welchen Grund es zur Beschäftigung mit dem „wissenschaftlichen" Problem gibt, wobei nach Popper (2002) „Alles Leben ist Problemlösen" gilt. Übergeordnet können unter dem Entdeckungszusammenhang in der Forschungspraxis drei grundlegende Anlässe oder Gründe unterschieden werden (Tab. 2.1):

1. Existenz eines in der sozialen Realität oder Gesellschaft als relevant etikettierten Problems (z. B. Anstieg der Gewaltbereitschaft von Fußballfans, vgl. Anthonj et al. 2013): Dabei ist es zunächst irrelevant, ob das Problem tatsächlich existiert oder nur als sozial relevant markiert ist (z. B. Rückgang der motorischen Leistungsfähigkeit bei Kindern und Jugendlichen, vgl. Klein et al. 2013). Hierbei ist oftmals der Bereich der sogenannten *Anwendungsforschung* tangiert.
2. Problem der Theoriebildung: Hierzu zählen alle Fälle, die der Theorieentwicklung, der Theoriespezifikation, der Theorieerweiterung sowie der Theoriefalsifikation zuzurechnen sind. Das heißt, das wissenschaftliche Interesse

© Springer-Verlag GmbH Deutschland, ein Teil von Springer Nature 2020

M. Fröhlich et al., *Einführung in die Methoden, Methodologie und Statistik im Sport,*
https://doi.org/10.1007/978-3-662-61039-8_2

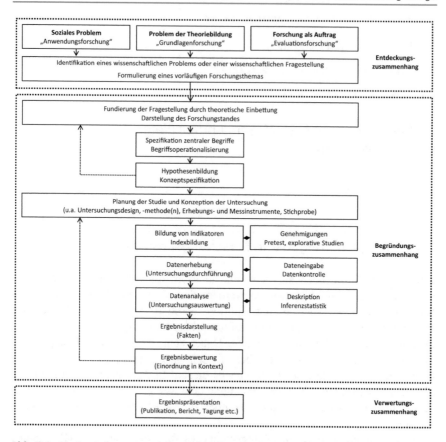

Abb. 2.1 Idealtypischer sequenzieller Ablaufplan eines Forschungsprozesses

am Prozess der schrittweisen Annäherung an die Wahrheit durch Versuch und Irrtum ist hierbei maßgeblich (Beispiel: Welche Auswirkungen hat ein gesundheitsorientiertes Training auf die Telomeraseaktivität und somit auf den Alterungsprozess?). Dieser Forschungsbereich wird verstärkt durch die sogenannte *Grundlagenforschung* abgedeckt.

3. Forschung als Auftrag durch gesellschaftliche Institutionen (z. B. EU Horizont 2020), Drittmittelgeber (z. B. Industrie und Wirtschaft), öffentliche oder private Organisationen (z. B. BMBF, Stiftungen): Hierbei wird seitens eines Auftraggebers ein „Problem" oder ein „Forschungsinteresse" an die Wissenschaft herangetragen und soll dort unter Lege-artis-Bedingungen einer Beantwortung zugeführt werden (Beispiel: Ein Sportartikelhersteller möchte die Auswirkungen von Kompressionskleidung auf die sportliche Leistungsfähigkeit wissen). Übergeordnet geht es hier in Teilen weniger um das Wahrheitskriterium, sondern verstärkt um das Effizienzkriterium, d. h. wie erfolgreich die Maßnahme oder Intervention im Kontext von Kosten-Nutzen-Relationen ist *(Evaluationsforschung)*.

Tab. 2.1 Zentrale Merkmale der Anwendungs-, Grundlagen- und Evaluationsforschung (Siehe hierzu auch Fröhlich und Ludwig (2019) für die Forschungsstrategien in der Trainingswissenschaft)

Anwendungsforschung	Grundlagenforschung	Evaluationsforschung
• Primär Lösung von praktischen Problemen • Oftmals auf konkrete Fragestellung zugeschnitten • Baut auf Grundlagenwissen auf • Erkenntnisse sind Grundlage für Entscheidungen in der Praxis • Themen, Fragestellungen und Methoden abhängig von Auftraggeber und Zweck • Außerwissenschaftliche Randbedingungen haben einen Einfluss • Marktgängigkeit, ökonomische Verwertbarkeit und Nützlichkeit sind zu beachten	• Primär wissenschaftlicher Erkenntnisfortschritt • Oftmals allgemeiner Fragestellung (Theorieentwicklung) • Basis für die weitere Anwendungsforschung • Themen, Fragestellungen und Methoden folgen wissenschaftlichen Kriterien • geringere Abhängigkeit von Auftraggeber und Zweck • Beurteilung und Qualität der Erkenntnis erfolgt in der Scientific Community • Keine unmittelbare Verwertbarkeit angestrebt • Nützlichkeit zeigt sich im Prozess und in der Langsicht	• Nutzt wissenschaftliche Kriterien zum Erkenntnisgewinn und zur Lösung von Sachproblemen • Neben Erkenntnisinteresse sind Effektivität, Effizienz, Akzeptanz und Nachhaltigkeit Kriterium • Zieldimensionen sind Output und Outcome einer Maßnahme • Evaluationsforschung dient der Optimierung, begründet Entscheidungen, hat Lern- und Kommunikationsfunktion und legitimiert Maßnahmen bzw. Programme

▶ Die **Anwendungsforschung** dient primär der Lösung von praktischen Problemen oder wissenschaftlichen Interessen. Mit wissenschaftlichen Verfahren, Methoden und Theorien sollen praktische Probleme beschrieben und erläutert werden. Die Verbesserung oder Optimierung von Maßnahme oder Technologie ist zentrales Ziel.

▶ Die **Grundlagenforschung** dient primär dem wissenschaftlichen Erkenntnisfortschritt und der Erweiterung des Wissensbestands. Dabei sind die Fragestellung der Untersuchung (Theoriebildung) und die wissenschaftlichen Kriterien der Erhebung und Auswertung leitend.

▶ Die **Evaluationsforschung** greift auf die wissenschaftlichen Kriterien zur Bewertung von Maßnahmen, Programmen oder Interventionen zurück. Die Bewertungskriterien sind jedoch nicht nur im Erkenntnisinteresse angelegt, sondern berücksichtigen die Effektivität, die Effizienz, Akzeptanz oder Nachhaltigkeit.

Nach der Klärung des Entdeckungszusammenhangs steht die Identifikation des eigentlichen wissenschaftlichen Problems – der zu untersuchenden Fragestellung – im Fokus. Konkret soll hier das vorläufige Forschungsthema in seinen grundsätzlichen Facetten formuliert werden. Übertragen auf den Bereich der Sportwissenschaft könnte die Frage z. B. lauten: „Inwieweit kann der Sport dazu beitragen, dass Personen mit Migrationshintergrund in die Gesellschaft integriert werden?" oder „Unterstützt die Nutzung von Activity Trackern die langfristige

Aufrechterhaltung sportlicher Aktivität?". Ist das vorläufige Forschungsthema bzw. die Forschungsfrage formuliert und sind die Rahmenbedingungen geklärt, folgt der eigentliche Forschungsprozess.

2.2   Forschungsprozess

Während im *Entdeckungs-* und *Verwertungszusammenhang* empirischer Forschung unter der Perspektive des Kritischen Rationalismus durchaus subjektive Meinungen und Interessen oder auch außengesteuerte Rahmenbedingungen (z. B. Auftrags- und Drittmittelforschung) zugelassen sind – diese sind jedoch offen zu kommunizieren und die Interaktionsbeziehungen zu beschreiben –, ist der *Begründungszusammenhang* explizit frei von subjektiven Werturteilen oder Einflüssen zu formulieren. Das heißt, nur die in der Scientific Community akzeptierten Verfahren und Methoden und die daraus methodologisch begründeten Schlussfolgerungen sind zugelassen (*Postulat der Wert(urteils)freiheit*; siehe Friedrichs 1990).

In den Bereich des Begründungszusammenhangs fallen die Fundierung der Fragestellung, die theoretische Einbettung der Fragestellung sowie die Aufarbeitung und Darstellung des aktuellen Forschungsstandes (z. B. Literaturrecherche, Theorieauswahl, Darstellung des Forschungsdesiderats). Darauf aufbauend erfolgen die Spezifikation zentraler Begriffe, die Operationalisierung von Untersuchungsobjekten oder Untersuchungsgegenständen und die Definition von wesentlichen Merkmalen der Untersuchung (Abb. 2.1).

Darauf aufbauend folgen die eigentliche Planung und Konzeption der Untersuchung; darunter fallen die Auswahl des Untersuchungsdesigns (z. B. experimentelles oder quasiexperimentelles Design, deskriptiver oder korrelativer Ansatz, Querschnitt- oder Längsschnittuntersuchung), die verwendeten Methoden oder Verfahren (z. B. Spielbeobachtung, Expertenbefragung, biomechanische Leistungsdiagnostik) und die Beschreibung oder Ziehung der Stichprobe (z. B. Voll- oder Teilerhebung, willkürliche oder bewusste Auswahl).

Werden im Zuge der Operationalisierung von theoretischen Konstrukten verschiedene *Variablen* oder *Indikatoren* (z. B. Dimensionen der motorischen Leistungsfähigkeit im Rahmen des Deutschen Motorik-Tests) zusammengefasst oder bewertet und so für die weitere Datenanalyse aufbereitet, so spricht man von *Index-* bzw. *Indikatorenbildung*.

▶ Unter **Indikatoren** versteht man direkt beobachtbare oder messbare Sachverhalte (manifeste Variable(n)), die durch Korrespondenzregeln mit einem nicht direkt beobachtbaren oder messbaren Sachverhalt (latente Variable(n)) in Beziehung stehen.

In den Sozialwissenschaften im Allgemeinen und in der Sportwissenschaft im Speziellen ist dieser Vorgang von großer Bedeutung. Da die Sportwissenschaft in weiteren Teilen auf die hinreichende Abbildung und Spezifikation von *Konstrukten*

(z. B. sportliche Leistungsfähigkeit, Fitness, Gewaltpotenzial im Fußballstation) angewiesen ist, gilt es, die zentralen Merkmale des Konstrukts möglichst *präzise (reliabel)* und *hinreichend genau (valide)* durch geeignete Indikatoren abzubilden (z. B. Fitness definiert als Summenindex aus den Testwerten verschiedener Dimensionen der motorischen Grundeigenschaften Ausdauer, Kraft, Beweglichkeit, Schnelligkeit und koordinative Anforderungen). An dieser Stelle wird deutlich, dass Index- und Indikatorenbildung oder Konstruktspezifikation wesentliche Bestandteile des Forschungsprozesses darstellen und weitreichende Konsequenzen nach sich ziehen können, wenn z. B. das Konstrukt „fehlerhaft" oder nicht „präzise" genug abgebildet oder definiert wurde (vgl. dimensionale und semantische Analyse, Real- oder Nominaldefinition; siehe Kromrey et al. 2016, S. 113–144).

▶ Unter einem **Konstrukt** versteht man einen zunächst nicht direkt beobachtbaren (latenten) Sachverhalt gedanklicher oder theoretischer Art. Das heißt jedoch nicht, dass der Sachverhalt nicht existiert, sondern nur, dass der Sachverhalt über empirisch messbare Indikatoren erschlossen und abgebildet werden muss. Den Vorgang des Erschließens des Konstrukts nennt man Operationalisierung über „geeignete" Indikatoren.

Sind die wesentlichen Bestandteile der Konstrukte festgelegt bzw. operationalisiert, schließt sich die Datenerhebung – die eigentliche Untersuchungsdurchführung – an. Diese ist wiederum nicht losgelöst von den anderen Ablaufschritten zu sehen, sondern greift auf das vorherige Ablaufschema und die dort getroffenen Einschränkungen, Spezifizierungen oder Rahmenbedingungen zurück (zirkulärer Prozess). Ist die Datenerhebung abgeschlossen – Dateneingabe und Datenkontrolle haben konsistente Ergebnisse geliefert (z. B. explorative Datenanalyse) –, folgt zunächst die nüchterne Ergebnisdarstellung anhand der vorliegenden Fakten (z. B. über Deskription der Daten und inferenzstatistische Prüfung der Hypothesen). Erst im zweiten Schritt werden die Ergebnisse in einen Kontext zur vorhandenen Literatur, zur Theorie, zum Forschungsdesiderat sowie zu anderen Ergebnissen gebracht (z. B. Ergebnisbewertung oder Diskussion der Ergebnisse).

Inwieweit der Schritt der Ergebnisbewertung noch unter den Begründungszusammenhang zu fassen ist, wird sehr unterschiedlich und je nach paradigmatischer Ausrichtung verschieden interpretiert. Die Beschreibung von getroffenen Einschränkungen oder Limitationen der Studie sowie der Bereich der Generalisierung der Ergebnisse schließen den formalen Forschungsprozess ab.

▶ Unter **Generalisierung** im statistischen, methodologischen Sinn kann die Verallgemeinerung verstanden werden, d. h. der Schluss von einem oder wenigen („ausgewählten") Fällen auf eine größere Klasse oder Menge („Referenzgesamtheit") von Gegenständen, Situationen oder Objekten unter Annahme von relativer räumlicher und zeitlicher „Stabilität".

Der idealtypisch skizzierte Forschungsablauf endet mit der Präsentation der Ergebnisse, wobei je nach Forschungstyp – Grundlagen-, Anwendungs- und

Evaluationsforschung – unterschiedliche Arten der Präsentation gewählt werden. Exemplarisch lassen sich die Ergebnisse im Rahmen eines wissenschaftlichen Fachartikels (z. B. Journalbeitrag [u. a. Original, Review, Short Communication], Abstract, Exzerpt), bei größeren Forschungsprojekten in Form eines Buchbeitrages (z. B. Monografie, Sammelband), eines Konferenz- oder Tagungsvortrages oder eines wissenschaftlichen Posters veröffentlichen. Andere Formate, die eher die breite Öffentlichkeit adressieren, wären Beiträge in Transferzeitschriften, populärwissenschaftliche Publikationen oder aber auch Internet und zunehmend soziale Medien.

2.3   Forschungsdesign

Durch das Forschungsdesign (synonym *Untersuchungsdesign* oder *Untersuchungs-anordnung*) wird konkret festgelegt, wie die empirische Fragestellung (Theorie, Hypothese) untersucht werden soll und welche Indikatoren *wann* (Zeitraum), *wie oft* (einmalig, mehrmalig, stetig), *wo* (Labor- oder Felduntersuchung, Setting), *wie* (welche Methoden, Verfahren und Mittel) und an *welchen* Objekten (Stichprobe, Grundgesamtheit) erfasst werden sollen (*5-W-Fragen* im Forschungsdesign). Auch hier gilt, dass es kein *allgemeingültiges Forschungsdesign* geben kann, sondern vielmehr anhand der formulierten Fragestellung, der aufgestellten Hypothese, der Rahmenbedingungen und der vorhandenen zeitlichen und finanziellen Ressourcen verschiedene Designtypen zur Anwendung gelangen. Dabei ist zu betonen, dass jeder Designtyp bestimmte Vor- und Nachteile mit sich bringt und somit nur einen Kompromiss darstellt. Unter anderem wären die Durchführungsökonomie, die Stichprobengröße, das untersuchte Setting, die interne und externe Validität für das favorisierte Forschungsdesign zu berücksichtigen.

Prinzipiell können zwei unterschiedliche Designtypen unterschieden werden: einerseits die sogenannten *korrelativen Studien,* bei denen die Beziehung bzw. der Zusammenhang von relevanten Variablen oder Indikatoren *quantitativ-systematisch* untersucht wird (z. B. Ex-post-facto-Designs), und andererseits die sogenannten *experimentellen Studien.* Das charakteristische Merkmal der experimentellen Studien liegt darin begründet, dass die relevanten Variablen oder Indikatoren in Art und Beziehung zwischen vermuteten Prädiktoren (unabhängige Variable(n)) und entsprechenden Kriterien (abhängige Variable(n)) analysiert werden und somit eine Ursache-Wirkungs-Beziehung abgeleitet werden kann. Im Rahmen experimenteller Studien wird weiterhin zwischen *Laborexperimenten* (hier soll durch die Kontrolle von Untersuchungs-bedingungen und geeigneter Vergleichssituation der Effekt auf die Intervention – Treatment – zurückgeführt werden können) und *Feldexperimenten* (der Gedanke des klassischen Laborexperiments wird in die natürliche Situation des sozialen Feldes übertragen) unterschieden (Eifler 2014; Schnell et al. 2013). Des Weiteren kann in echte Experimente und Quasi-Experimente differenziert werden (Tab. 2.2).

In Anlehnung an Döring und Bortz (2016, S. 183) können Forschungsdesigns u. a. gekennzeichnet werden durch

Tab. 2.2 Wesentliche Kennzeichen echter und quasi-experimenteller Versuchsdesigns (n. Schlicht und Zinsmeister 2015, S. 99)

Kennzeichen	Echtes Experiment	Quasi-Experiment
Auswahl der Versuchsteilnehmer aus der Population erfolgt zufällig	X	Y
Systematische Veränderung der unabhängigen Variablen	X	Y
Unabhängige Variable liegt in der „natürlichen" Variation vor		X
Probanden werden zufällig der unabhängigen Variablen zugeordnet (Kontrollgruppe)	X	0
Matching (Parallelisierung) der Probanden	Y	X
Pre-Post-Design oder wiederholte Messung	X	Y
Weitgehende Kontrolle von Stör- oder Moderatorvariablen	X	Y oder 0
Verblindung oder Doppelverblinding (klinischer Kontext)	Y oder X	0

X = unabdingbar, Y = kann zutreffen, 0 = nicht erfüllt

1. den wissenschaftstheoretischen Ansatz (z. B. quantitative und qualitative Studie, Mixed-Methods-Ansatz),
2. das Erkenntnisziel der Studie (z. B. Grundlagen-, Anwendung-, Evaluations- und Auftragsstudie),
3. den Gegenstand der Studie (z. B. empirische Studie [Original- oder Replikationsstudie], Methodenstudie [RCT], Theoriestudie [systematisches Review oder Metaanalyse]),
4. die Datengrundlage der Studie (z. B. Primär-, Sekundärstudie, Metaanalyse),
5. das Erkenntnisinteresse der Studie (z. B. explorative, deskriptive oder explanative Studie),
6. die Bildung und Behandlung von Untersuchungsgruppen bei explanativen Studien (z. B. experimentelle, quasi-experimentelle, nichtexperimentelle Studien),
7. den Untersuchungsort bei empirischen Studien (z. B. Labor- und Feldstudien),
8. die Anzahl der Untersuchungszeitpunkte bei empirischen Studien (z. B. experimentelle, quasi-experimentelle, nichtexperimentelle Studien mit und ohne Messwiederholung, Querschnitt-, Längsschnitt-, Trend-, Panel-, Zeit-reihenstudien),
9. die Anzahl der Untersuchungsobjekte bei empirischen Studien (z. B. Gruppen-studie [Stichprobenstudie oder Vollerhebung], Einzelfallstudie).

Für weiterführende Informationen sei der interessierte Leser aufgrund der Fülle an unterschiedlichen Forschungsdesigns auf die Grundlagenliteratur verwiesen (exemplarisch Döring und Bortz 2016; Kromrey et al. 2016; Przyborski und Wohlrab-Sahr 2014; Sarris 1992; Stein 2014).

Literatur

Anthonj, P., Emrich, E., & Pierdzioch, C. (2013). Gewalt und Gewaltbekämpfung im deutschen Fußball. Empirische Bestandsaufnahme und sozioökonomische Modellbildung. *Diskussionspapiere des Europäischen Instituts für Sozioökonomie e. V., 1*, 1–33.

Döring, N., & Bortz, J. (2016). *Forschungsmethoden und Evaluation in den Sozial- und Humanwissenschaften.* Heidelberg: Springer.

Eifler, S. (2014). Experiment. In N. Baur & J. Blasius (Hrsg.), *Handbuch Methoden der empirischen Sozialforschung* (S. 195–209). Wiesbaden: VS Verlag.

Friedrichs, J. (1990). *Methoden empirischer Sozialforschung.* Wiesbaden: VS Verlag.

Fröhlich, M., & Ludwig, O. (2019). Trainingswissenschaft. In A. Güllich & M. Krüger (Hrsg.), *Bewegung, Training, Leistung und Gesundheit: Handbuch Sport und Sportwissenschaft* (S. 1–14). Heidelberg: Springer.

Klein, M., Fröhlich, M., & Emrich, E. (2013). Motor performance and bodyweight of children and adolescents in Saarland - Status quo. *European Journal of Sport Science, 13*(3), 280–289.

Kromrey, H., Roose, J., & Strübing, J. (2016). *Empirische Sozialforschung.* München: UKV Verlagsgesellschaft.

Popper, K. R. (2002). *Alles Leben ist Problemlösen. Über Erkenntnis, Geschichte und Politik.* München: Zürich: Piper.

Przyborski, A., & Wohlrab-Sahr, M. (2014). Forschungsdesigns für die qualitative Sozialforschung. In N. Baur & J. Blasius (Hrsg.), *Handbuch Methoden der empirischen Sozialforschung* (S. 117–133). Wiesbaden: VS Verlag.

Sarris, V. (1992). *Methodologische Grundlagen der Experimentalpsychologie: Bd. 2 Versuchsplanung und Stadien des psychologischen Experiments.* München: Ernst Reinhardt.

Schlicht, W., & Zinsmeister, M. (2015). Messen, bewerten, beschreiben, informieren. In W. Schlicht & M. Zinsmeister (Hrsg.), *Gesundheitsförderung systematisch planen und effektiv intervenieren* (S. 89–107). Berlin: Springer.

Schnell, R., Hill, P. B., & Esser, E. (2013). *Methoden der empirischen Sozialforschung.* Wien: Oldenbourg Wissenschaftsverlag.

Stein, P. (2014). Forschungsdesigns für die quantitative Sozialforschung. In N. Baur & J. Blasius (Hrsg.), *Handbuch Methoden der empirischen Sozialforschung* (S. 135–151). Wiesbaden: VS Verlag.

Messen und Datenerhebung

3

Michael Fröhlich, Jochen Mayerl, Andrea Pieter
und Wolfgang Kemmler

3.1 Von der Hypothese zur Operationalisierung

Wie bereits dargestellt, spielen das Messen und die Erhebung von Daten eine zentrale Rolle im Forschungsprozess. So werden Hypothesen immer unter Zuhilfenahme von (theoretischen) Begriffen formuliert. Die Schwierigkeit in der empirischen Sozialforschung besteht nun darin, dass diese Begriffe zumeist nicht direkt beobachtbar sind und somit die empirische Überprüfung der formulierten Hypothesen erschwert oder gar unmöglich wird. Aus diesem Grund müssen den theoretischen Begriffen beobachtbare Phänomene zugeordnet werden. Das Finden von beobachtbaren, d. h. empirisch messbaren, Indikatoren wird als *Operationalisierung* bezeichnet.

▶ Unter **Operationalisierung** versteht man Maßnahmen zur Erfassung von unterschiedlichen Merkmalsausprägungen. Hierzu gehören sowohl die Wahl geeigneter Datenerhebungsverfahren (z. B. Interview, Fragebogen, Spielbeobachtung) als auch die Festlegung von Messoperationen (primär die Festlegung des Skalen- oder Messwertniveaus) (Döring und Bortz 2016).

Wählt man bspw. die Forschungsfrage „Welche Auswirkungen hat ein fitness-orientiertes Training auf die Gesundheit?", müssen Überlegungen angestellt werden, was „fitnessorientiertes Training" und „Gesundheit" in diesem Kontext bedeuten und wie diese gemessen werden können. Umfasst der Begriff „Gesundheit" z. B. eine Verbesserung des Body-Mass-Index (BMI) oder des Blutdrucks? Oder zielt man vielmehr auf psychische Aspekte wie allgemeines Wohlbefinden oder Stresserleben ab? Bei der Definition „fitnessorientiertes Training" sollte präzisiert werden, welche Sportarten und welche Übungen hierunter subsumiert sowie welche Intensität und Dauer des fitnessorientierten Trainings angestrebt werden. Hinsichtlich der Operationalisierung ist es empfehlenswert, sich auf bereits bestehende Theorien und Begriffe zu beziehen (Schnell et al. 2013).

© Springer-Verlag GmbH Deutschland, ein Teil von Springer Nature 2020
M. Fröhlich et al., *Einführung in die Methoden, Methodologie und Statistik im Sport*,
https://doi.org/10.1007/978-3-662-61039-8_3

Dies bedeutet, dass die Operationalisierung eine ausführliche Bedeutungsanalyse der verwendeten Begriffe erfordert und der aktuelle Stand der Forschung über die Genauigkeit und Eindeutigkeit einer gelungenen Operationalisierung entscheidet (Döring und Bortz 2016), d. h., an dieser Stelle werden auch der theoretische Rahmen und die Perspektive bzw. das Paradigma des Forschers für die weitere Vorgehensweise bestimmend.

Die Informationen, die man im Rahmen der Operationalisierung erhält, werden als *Daten* bezeichnet. Vor Beginn der Datenerhebung müssen insbesondere der Aufbau und der Ablauf der Untersuchung vorstrukturiert werden. Durch eine sorgsame Planung im Vorfeld kann in weiten Teilen verhindert werden, dass im Untersuchungsverlauf Störungen auftreten, die zu diesem Zeitpunkt nicht mehr korrigiert werden können (z. B. Vorstudie, Bestimmung der Stichprobengröße, Untersuchungsmanual, Schulung der Testleiter). In diesem Zusammenhang ist zu berücksichtigen, dass die Art der Operationalisierung über das Skalenniveau der abhängigen Variablen und somit über die statistische Auswertung bzw. den einzusetzenden statistischen Signifikanztest entscheidet (Döring und Bortz 2016). Implizit und explizit definiert die Art der Operationalisierung die Strenge des Prüfverfahrens sowie die statistische Power und somit die Aussagekraft der Erkenntnis.

3.2   Variablen, Variablenbildung, Messen, Datenmatrix

Bevor mit der eigentlichen Untersuchung begonnen wird, ist es empfehlenswert, eine Aufstellung von *Variablen* anzufertigen, die für die geplante Untersuchung und die Überprüfung der Hypothesen von Bedeutung sind. Variablen sind wesentliche Bestandteile von Hypothesen.

▶ Unter **Variablen** versteht man Merkmale bzw. Merkmalsausprägungen und/ oder Eigenschaften von Menschen (z. B. Geschlecht, Punktezahl in einem Leistungstest, Reaktionszeit) oder Objekten (z. B. Flugeigenschaft des Balls, Drehfreudigkeit des Ski), die immer in mindestens zwei oder mehr Kategorien bzw. Abstufungen vorkommen (z. B. Bachelorstudent, Masterstudent, Doktorand).

Die Abstufung von Variablen kann in beliebig vielen Schritten vorgenommen werden, wie beispielsweise im Fall des Alters. Die Hypothese „Der Body-Mass-Index von sportlich aktiven Menschen unterscheidet sich von dem Body-Mass-Index sportlich inaktiver Menschen" enthält die Variablen „sportliche Aktivität" und „Body-Mass-Index (BMI)". Die Variablen können dabei unterschiedliche Merkmalsausprägungen annehmen (z. B. BMI < 20 kg/m^2, BMI 20–25 kg/m^2, BMI 26–30 kg/m^2, BMI 31–40 kg/m^2 als Kategorien für die Einschätzung von Übergewicht). Nimmt eine Variable genau zwei Ausprägungsformen an, so spricht man von dichotomen Merkmalen (z. B. sportlich aktiv vs. sportlich inaktiv), bei nur einer Ausprägung von einer Konstanten.

Interessant ist in diesem Zusammenhang, ob eine Variable *abhängig* oder *unabhängig* ist. Unter *unabhängigen Variablen* (UV) werden solche Merkmale verstanden, deren Auswirkung auf andere Merkmale *(die abhängigen Variablen)* überprüft werden (Bortz und Schuster 2010; Fröhlich et al. 2013). Die *abhängige Variable* (AV) ist diejenige Variable, bei der der Effekt der UV beobachtet werden soll. Das heißt, die Ausprägungen der *unabhängigen Variablen* werden in der experimentellen Untersuchung gezielt hergestellt („manipuliert"), wohingegen man auf die Ausprägungen der *abhängigen Variablen* keinen direkten Einfluss nimmt. Somit wäre die Reaktion der AV das Ereignis, das in der Hypothese vorhergesagt wird. Im Beispiel „Der Body-Mass-Index von sportlich aktiven Menschen unterscheidet sich von dem Body-Mass-Index sportlich inaktiver Menschen" würde sich der BMI durch die sportliche Aktivität (aktiv/inaktiv) verändern. Dies bedeutet, der BMI ist hier die AV und die sportliche Aktivität die UV. Variablen werden zudem gemäß ihrer empirischen Zugänglichkeit unterschieden – *manifeste Variablen* (z. B. Körpergröße, Anzahl der Arbeitsunfähigkeitstage) sind direkt beobachtbar (messbar), wohingegen *latente Variablen* (z. B. Gesundheit, sportliche Motivation) nicht direkt beobachtet werden können (Beller 2004).

Häufig gibt es neben der gezielt manipulierten UV weitere Variablen, welche ebenfalls einen Einfluss auf die AV haben, deren Wirkung man jedoch in der aktuellen Untersuchung nicht ausschalten kann. In diesem Zusammenhang spricht man von *Störvariablen*. Geht eine bestimmte Ausprägung einer UV systematisch mit einer bestimmten Ausprägung einer Störvariable einher, so sind die UV und die Störvariable konfundiert (Beller 2004). Dies sollte durch entsprechende Maßnahmen wie Randomisierung, Konstanthalten, Elimination, systematische Variation der Störvariablen und/oder statistische Kontrolle von Drittvariablen unbedingt vermieden werden (Fröhlich et al. 2013).

▶ Unter **Randomisierung** versteht man ein Verfahren bzw. einen Prozess, bei dem „Merkmalsträger" (z. B. Versuchspersonen, Versuchsobjekte) durch einen Zufallsmechanismus (z. B. Losverfahren, PC-Programm) verschiedenen Gruppen (z. B. Treatment- und Kontrollgruppe) oder Kategorien (z. B. Diätgruppe, Sportgruppe, Diät- und Sportgruppe) zugeteilt werden.

Durch Randomisierung soll eine Alternativerklärung bei experimentellem Vorgehen weitgehend ausgeschlossen und eine systematische Verzerrung der Daten vermieden werden. Randomisierte Versuchs-Kontroll-Gruppen-Designs (Randomized-Controlled-Trials-(RCT-)Designs) werden daher als Goldstandard für die Ergründung von Dosis-Wirkungs- bzw. Einfluss-Wirkungs-Beziehung angesehen (Hecksteden et al. 2018). Somit kommt den randomisierten Versuchs-Kontroll-Gruppen-Designs in der Sportwissenschaft, explizit in Interventions- und Evaluationsstudien, eine hohe Bedeutung zu.

Mit Fragen der Operationalisierung sind immer auch messtheoretische Probleme verbunden (z. B. Skalenniveau, Gütekriterien, Kosten-Nutzen-Relation). Will man erhobene Daten später statistisch auswerten, so sollte bereits in der Phase der Versuchsplanung geklärt werden, wie die zu untersuchenden Merkmale gemessen (quantifiziert) werden können (Döring und Bortz 2016).

▶ **Messen** beschreibt die Zuordnung von Zahlen zu Objekten oder Ereignissen, sofern diese Zuordnung eine eindeutige Abbildung eines empirischen Relativs in ein numerisches Relativ ist (Bortz und Schuster 2010).

Die logisch-mathematische Analyse dieser Zuordnungen und die Spezifizierung von Zuordnungsregeln sind Aufgabe der Messtheorie (Döring und Bortz 2016). Die *axiomatische Messtheorie* nennt als Voraussetzungen *Repräsentation, Eindeutigkeit* und *Bedeutsamkeit,* die zur Erreichung eines bestimmten Messniveaus nachgewiesen werden müssen, d. h., es bestehen drei Probleme in diesem Kontext (Beller 2004):

1. *Repräsentationsproblem:* Wie können die empirischen Beziehungen numerisch repräsentiert werden?
2. *Eindeutigkeitsproblem:* Welchen Änderungen kann die Skala unterzogen werden, sodass die Eindeutigkeit der Abbildung erhalten bleibt?
3. *Bedeutsamkeitsproblem:* Welche numerischen Aussagen sind auch empirisch bedeutsam?

Um das *Repräsentationsproblem* zu lösen, muss ein System numerischer Relationen gefunden werden, welches die Eigenschaften der empirischen Relation adäquat repräsentiert. Wird etwa die Körpergröße von drei Personen gemessen, so wird niemand bezweifeln, dass Person A größer ist als Person C, wenn man bereits weiß, dass Person A größer als Person B und Person B größer als Person C ist. Betrachtet man jedoch die Top 3 der Tennis-Weltrangliste, zeigt sich folgende Situation: Spieler 1 hat Spieler 2 geschlagen, und Spieler 2 hat gegen Spieler 3 gewonnen. Nun ist es aber möglich, dass Spieler 1 gegen Spieler 3 verliert. Demzufolge besteht in diesem Fall keine „echte" Ordnungsrelation zwischen den drei Spielern hinsichtlich ihrer Spielstärke. Dies bedeutet, diese Relation kann auch nicht im numerischen System abgebildet werden (Sedlmeier und Renkewitz 2018).

Um das *Eindeutigkeitsproblem* zu lösen, müssen all diejenigen Transformationen des numerischen Systems bestimmt werden, bei denen die eindeutige Abbildung der empirischen Beziehungen erhalten bleibt. Beispielsweise informiert eine Messung der Variable „Länge" auch über Verhältnisse zwischen Messobjekten. Stellt man also fest, dass die Körpergröße zweier Personen 2,00 m und 1,60 m beträgt, so weiß man, dass eine Person 1,25-mal so groß wie die andere ist. Die Multiplikation mit einer konstanten Zahl ist also bei der Längenmessung eine geeignete Transformation, bei der das Verhältnis zwischen den resultierenden Zahlen erhalten bleibt, wohingegen eine Addition, z. B. mit 100, zu einer Veränderung des Verhältnisses führen würde (Sedlmeier und Renkewitz 2018).

Um das *Bedeutungsproblem* zu lösen, müssen diejenigen mathematischen Operationen bestimmt werden, welche mit den durchgeführten Messungen sinnvoll sind, d. h. deren Ergebnisse ebenfalls empirisch interpretierbar sind. Wird beispielsweise die Variable Geschlecht gemessen und Frauen eine 1 und Männern eine 2 zugeordnet, so besteht rein arithmetisch die Möglichkeit, die Messwerte eines Mannes und einer Frau zu addieren. Dieser Vorgang wäre jedoch sinnlos, da ihm empirisch nichts entspricht, d. h., das Ergebnis erlaubt keinerlei Aussage über die Messobjekte (Sedlmeier und Renkewitz 2018).

Ganz gleich, welche Art der Messung man einsetzt, in der empirischen Sozialforschung erhält man am Ende Zahlen (Daten). Diese *Daten* gilt es so aufzubereiten, dass man anschließend eine statistische Analyse vornehmen kann. Zu den Aufgaben einer *Datenaufbereitung* gehören die Dateneingabe, die Kodierung der Daten und die Datenbereinigung (z. B. durch explorative Datenanalyse, indem Dateneingabefehler identifiziert und die wesentlichen Kennzeichen der Daten beschrieben werden). Ausgangspunkt hierfür bilden die Rohdaten, d. h. die gesammelten Daten aus der Stichprobe. Da jedoch für die Untersuchungseinheiten meist mehrere Variablen erhoben werden, empfiehlt es sich, die Rohdaten in einer sogenannten *Datenmatrix* zu tabellieren (Beller 2004).

Die Erstellung einer Datenmatrix erfolgt zumeist mittels computergestützter Kalkulations- oder Statistikprogramme. Bei einer großen Anzahl von Variablen sollte die Matrix in einer logischen Reihenfolge angeordnet werden (Tab. 3.1). Vorteilhaft ist es, dieselbe Reihenfolge zu wählen, in der die Fragen im Fragebogen bzw. die Beobachtungskategorien im Beobachtungsbogen angelegt sind (Rasch et al. 2014). In der Praxis hat sich ein Vorgehen von oben nach unten und von links nach rechts als vorteilhaft gezeigt. Anhand der tabellarischen Anordnung kann einerseits eine erste Inspektion/Ordnung der Datenstruktur vorgenommen werden und andererseits ist die Datenmatrix die Grundlage für weitergehende deskriptive und inferenzstatistische Auswertungen.

Tab. 3.1 Beispiel Datenmatrix

Versuchspersonen	Geschlecht[a]	Bildungsabschluss[b]	Alter[c]	Vortest	Treatment (UV)	Test (AV)
1	1	1	21	2	1	3
2	1	1	25	4	1	8
3	2	2	29	7	2	5
4	2	3	19	6	1	8
5	1	1	27	8	3	5
6	2	2	32	3	2	2
7	3	2	22	5	3	5
8	1	3	24	4	2	3

[a]Geschlecht als Beispiel für eine Nominalskala mit den Ausprägungen männlich = 1, weiblich = 2, divers = 3
[b]Bildungsabschluss als Beispiel für eine Ordinalskala mit den Ausprägungen Bachelorabschluss = 1, Masterabschluss = 2, Promotion = 3
[c]Alter als Beispiel für eine Intervallskala mittels Jahresangaben

3.3 Messskalen

Im Kontext der Messung von Variablen werden verschiedene *Skalen* unterschieden. Welche Skala für eine Variable Verwendung findet, hängt von der zu untersuchenden Variable ab und spielt eine bedeutende Rolle für die Datenerhebung, die statistische Analyse und die Dateninterpretation.

Die einfachste Art der Unterscheidung zwischen Objekten im Rahmen der *Nominalskala* impliziert, dass man die Objekte eindeutig nach Gleichheit bzw. Ungleichheit oder Vorhandensein bzw. Nichtvorhandensein eines Merkmals beurteilen kann. Wenn zwei Objekte die gleiche Eigenschaft besitzen, erhalten sie auch den gleichen Zahlenwert. Es existiert keine explizite Ordnung der Objekte, die Werte einer Nominalskala haben lediglich den Charakter von Namen oder Kategorien (z. B. männlich $= 1$, weiblich $= 2$, divers $= 3$); der Mess- oder Zahlenwert selbst besitzt keine Aussagekraft bzw. inhaltliche Bedeutung (Döring und Bortz 2016). Bei einer Nominalskala sind alle Transformationen zulässig, die die Eindeutigkeit gewährleisten, also etwa eine Vertauschung oder eindeutige Umbenennung. Mathematisch statistische Analysen sind auf Häufigkeiten beschränkt.

Für die empirischen Beziehungen, die mit einer *Ordinal- oder Rangskala* abgebildet werden, gilt, dass man für zwei Objekte feststellen kann, ob ein Merkmal gleich oder verschieden stark ausgeprägt ist. Damit ist eine Rangreihe der Objekte entlang einer Merkmalsdimension möglich. Die Unterschiede in den Merkmalsausprägungen werden jedoch nicht quantifiziert (z. B. Tennisweltrangliste, Windstärken, Beliebtheit von Fußballstars). Bei dieser Skalenart sind alle Transformationen zulässig, welche dieselbe Rangordnung gewährleisten (Tab. 3.2).

Ist es möglich, an die Eigenschaften von Objekten eine Messskala anzulegen, die Aussagen über die genauen Abstände zwischen Objekten zulässt, spricht man von einer *Intervallskala*. Ein Beispiel wäre die Temperaturangabe in Celsius. So ist der Unterschied zwischen 10 und 20 °C gleich dem Unterschied zwischen 20° und 30 °C. Man kann jedoch nicht ableiten, dass 20 °C doppelt so warm wie 10 °C wäre. Dies liegt daran, dass der Nullpunkt von Intervallskalen willkürlich gesetzt wird. Bei einer Intervallskala sind alle linearen Transformationen zulässig (Döring und Bortz 2016).

Im Rahmen einer *Verhältnis- oder Ratioskala* ist es möglich, das Verhältnis zwischen zwei Merkmalsausprägungen zu quantifizieren. Hat man beispielsweise die Sprungweite von 1 m Länge und die Sprungweite von 2 m Länge, so ist die zweite Sprungweite doppelt so lang wie die erste Sprungweite, ganz gleich, ob man die Skala in Zentimeter oder Yards umrechnet. Verhältnis- oder Ratioskalen besitzen auch einen absoluten Nullpunkt. Es sind zudem alle linearen Transformationen zulässig, bei denen das Verhältnis zwischen zwei Werten erhalten bleibt (Tab. 3.2).

Tab. 3.2 Die vier wichtigsten Skalenarten (n. Döring und Bortz 2016)

Skala	Relationen	Trans-formationen	Mathematisch-statistische Analyse	Beispiele
Nominalskala	Äquivalenz ($=$, $\neq$)	Eindeutige Trans-formationen	Häufigkeiten	Händigkeit, Geschlecht
Ordinalskala	Ordnung ($=$, $<$, $>$)	Monotone Trans-formationen	($=$, $<$, $>$) Median	Bildungs-abschluss, Schichtzuge-hörigkeit
Intervallskala	Ordnung von Differenzen	Lineare Trans-formationen	Subtraktion, Addition, Mittel-wert	Geburtsjahr, Intelligenz-quotient
Verhältnisskala	Ordnung von Ver-hältnissen	Ähnlichkeits-transformationen	Multiplikation, Division, alle statistischen Ver-fahren	Gewicht, Länge

3.4 Gütekriterien

Will man mithilfe eines bestimmten Messinstrumentes (z. B. Fragebogen, bio-mechanische 3-D-Bewegungsanalyse) Daten erheben, so kann man anhand der Hauptgütekriterien Objektivität, Reliabilität und Validität dessen Qualität (Güte) beurteilen.

Objektivität bedeutet so viel wie Anwenderunabhängigkeit.

▶ **Objektivität** ist gegeben, wenn unterschiedliche Testanwender unabhängig voneinander beim Testen derselben Person oder desselben Merkmals zu denselben Ergebnissen gelangen (Döring und Bortz 2016).

Es werden drei Arten der Objektivität unterschieden (Sedlmeier und Renkewitz 2018):

1. *Durchführungsobjektivität*: Die äußeren Bedingungen der Datenerhebung haben keinen Einfluss auf die Ergebnisse.
2. *Auswertungsobjektivität*: Verschiedene Auswerter kommen zum gleichen Ergebnis.
3. *Interpretationsobjektivität*: Verschiedene Auswerter kommen bei identischen Ergebnissen zu gleichen Interpretationen.

Die *Reliabilität* ist ein Maß für die Zuverlässigkeit (Messgenauigkeit) einer Messung.

▶ Die **Reliabilität** gibt die Messgenauigkeit an bzw. wie stark die Messwerte durch Störeinflüsse und Fehler belastet sind (Döring und Bortz 2016).

Dies bedeutet, eine Messung ist dann reliabel, wenn eine wiederholte Messung unter vergleichbaren Bedingungen identische Werte liefert. Zur Bestimmung der Reliabilität finden zumeist folgende vier Methoden Anwendung (Sedlmeier und Renkewitz 2018):

1. *Retest-Reliabilität*: Eine Messung wird bei derselben Stichprobe mit einem gewissen zeitlichen Abstand nochmals durchgeführt, und es wird überprüft, wie stark die Ergebnisse der beiden Messungen korrelieren.
2. *Paralleltest-Reliabilität*: Dieselbe Stichprobe bearbeitet zwei Versionen der Messung zeitlich nacheinander, und es wird überprüft, wie stark die Ergebnisse der beiden Versionen korrelieren.
3. *Testhalbierungsreliabilität*: Teilnehmer bearbeiten lediglich einmal einen Test; aufgrund der Aufteilung des Tests in zwei Hälften können jedoch zwei Messwerte pro Teilnehmer bestimmt werden. Dann wird überprüft, wie stark die beiden Testhälften miteinander korrelieren.
4. *Interne Konsistenz*: Jedes einzelne Testitem wird wie ein Paralleltest behandelt, und es wird geprüft, wie die einzelnen Items miteinander in Beziehung stehen.

Das dritte Gütekriterium ist die *Validität* (Gültigkeit).

▶ **Validität** bedeutet, dass ein Erhebungsinstrument das misst, was es zu messen vorgibt (Döring und Bortz 2016).

Die Validität ist das wichtigste Gütekriterium. Eine hohe Objektivität und eine hohe Reliabilität nützen nichts, wenn der Test oder das eingesetzte Verfahren der Datenerhebung nicht valide ist. Es werden folgende Formen der Validität unterschieden, wobei auf die Differenzierung in *interne* (interne Validität ist gegeben, wenn die Veränderung der abhängigen Variablen auf die Variation der unabhängigen Variablen zurückgeführt werden kann und Alternativerklärungen weitgehend ausgeschlossen werden können) und *externe* Validität (externe Validität ist gegeben, wenn die Erkenntnisse/Resultate auf andere Stichproben, Settings, Situationen, Handlungen übertragen [generalisiert] werden können) nicht explizit eingegangen werden soll (Sedlmeier und Renkewitz 2018; Witte 2019):

1. *Inhaltsvalidität*: Der Inhalt der Aufgabe deckt das zu messende Merkmal inhaltlich ab.
2. *Kriteriumsvalidität*: Die Ergebnisse eines Tests werden mittels „externer" Kriterien validiert, d. h., sie sollten mit anderen Erhebungsmethoden für das untersuchte Merkmal oder anderen Variablen korrelieren (u. a. Überein-

stimmungsvalidität, diagnostische Validität), oder müssen sich als prognose-wirksam gegenüber externen Kriterien erweisen (u. a. prädiktive Validität, prognostische Validität).

3. *Konstruktvalidität*: Aus dem zu messenden Zielkonstrukt können Zusammen-hänge mit anderen Konstrukten hergeleitet und empirisch nachgewiesen werden. Konstruktvalidität liegt dann vor, wenn die Indikatoren eines Konstrukts stark zusammenhängen (sog. Konvergenzvalidität) und die Indikatoren von zwei verschiedenen Konstrukten schwach zusammenhängen (sog. Diskriminanzvalidität).

Zu weiteren Ausführungen sowie zu den Nebengütekriterien wie *Utilität* (z. B. Nützlichkeit, Tauglichkeit), *Fairness* (z. B. Gleichbehandlung, Chancen-gerechtigkeit), *Transparenz* (z. B. Information, Vertrautheit), *Testökonomie* (z. B. Aufwand-Nutzen-Relation, Relevanz), *Zumutbarkeit* (z. B. Belastung, Kosten-Nutzen-Relation, Schutz der Person), *Akzeptanz* (z. B. Überzeugungen, Ablehnung) und *Normierung* (z. B. Bezugssystem, Referenz, Standard) sei auf die Grundlagenliteratur verwiesen (Himme 2009; Höner und Roth 2002; Shadish et al. 2002).

Literatur

Beller, S. (2004). *Empirisch forschen lernen*. Bern: Huber.

Bortz, J., & Schuster, C. (2010). *Statistik für Human- und Sozialwissenschaftler*. Heidelberg: Springer.

Döring, N., & Bortz, J. (2016). *Forschungsmethoden und Evaluation in den Sozial- und Human-wissenschaften*. Heidelberg: Springer.

Fröhlich, M., Klein, M., & Emrich, E. (2013). Forschendes Lernen im und nach dem Studium – Theorien, Forschungsmethoden und wissenschaftliches Arbeiten. In A. Güllich & M. Krüger (Hrsg.), *Sport – Das Lehrbuch für das Sportstudium* (S. 24–45). Heidelberg: Springer-Spektrum.

Hecksteden, A., Faude, O., Meyer, T., & Donath, L. (2018). How to construct, conduct and analyze an exercise training study? *Frontiers in Physiology, 9,* 1007.

Himme, A. (2009). Gütekriterien der Messung: Reliabilität, Validität und Generalisierbarkeit. In S. Albers, D. Klapper, U. Konradt, A. Walter, & J. Wolf (Hrsg.), *Methodik der empirischen Forschung* (S. 485–500). Wiesbaden: Gabler.

Höner, O., & Roth, K. (2002). Klassische Testtheorie: Die Gütekriterien sportwissenschaft-licher Erhebungsmethoden. In R. Singer & K. Willimczik (Hrsg.), *Sozialwissenschaftliche Forschungsmethoden in der Sportwissenschaft* (S. 67–97). Hamburg: Czalina Verlag.

Rasch, B., Friese, M., Hofmann, W., & Naumann, E. (2014). *Quantitative Methoden 1. Ein-führung in die Statistik für Psychologen und Sozialwissenschaftler*. Berlin: Springer.

Schnell, R., Hill, P. B., & Esser, E. (2013). *Methoden der empirischen Sozialforschung*. München: Oldenbourg Wissenschaftsverlag.

Sedlmeier, P., & Renkewitz, F. (2018). *Forschungsmethoden und Statistik für Psychologen und Sozialwissenschaftler*. München: Pearson Studium.

Shadish, W. R., Cook, T. D., & Campbell, D. T. (2002). *Experimental and quasi-experimental designs for generalized causal inference*. Boston: Houghton, Mifflin and Company.

Witte, K. (2019). *Angewandte Statistik in der Bewegungswissenschaft* (Bd. 3). Heidelberg: Springer Spektrum.

Auswahlverfahren und Stichproben

4

Michael Fröhlich, Jochen Mayerl, Andrea Pieter
und Wolfgang Kemmler

4.1 Auswahlverfahren

Wie bereits in Abschn. 2.3 zum Ausdruck gebracht, gilt es, konkret festzulegen, welche Indikatoren (Merkmale) *wann, wie oft, wo*, *wie* und an *welchen* Objekten untersucht werden. Bezogen auf die Auswahl der Merkmalsträger muss dabei festgelegt werden, über welche Gesamtheit – *Grundgesamtheit* – von Objekten die Studie Aussagen oder Erkenntnisse liefern soll (beschreibend oder erklärend). Dabei ist zu berücksichtigen, dass es nicht *die* Gesamtheit oder Grundgesamtheit gibt, sondern erst durch eine genaue Definition und operationale Abgrenzung im Hinblick auf die zu untersuchende Forschungsfrage, die Gesamtheit, bestimmt wird (u. a. durch Angabe von Ein- und Ausschlusskriterien). So wäre beispielsweise je nach Betrachtung oder weitergehenden Einschränkungen die Gesamtheit aller in Deutschland in einem sportwissenschaftlichen Studiengang eingeschriebenen Studierenden oder die Gruppe von Sportstudierenden in einem Bundesland oder einer Universität in einem Bundesland als Grundgesamtheit zu klassifizieren *(Erhebungsgrundgesamtheit oder Auswahlgrundgesamtheit).*

Die Auswahl der Gesamtheit kann sich dabei auf *alle Merkmalsträger* (sog. *Voll-* oder *Totalerhebung*), auf *eine Teilmenge* (sog. *Teilerhebung*) oder aber auf nur *ein einziges Objekt* (sog. *Einzelfallstudie*) beziehen. Wird aus der Grundgesamtheit nach vorher explizit festgelegten Verfahrensregeln eine Teilerhebung von Untersuchungsobjekten ausgewählt, so nennt man dies *Auswahlverfahren* oder *Stichprobe* (Abb. 4.1).

Wie bereits zwischen Grundgesamtheit und Erhebungsgrundgesamtheit differenziert werden muss, so muss auch zwischen *Auswahleinheit* und *Erhebungseinheit* klassifiziert werden. Während man unter der Auswahleinheit diejenigen Einheiten versteht, auf die sich der Auswahlplan oder das Auswahlverfahren direkt bezieht, versteht man unter Erhebungseinheit diejenigen Einheiten, bei denen auch tatsächlich Daten erhoben werden (Kromrey et al. 2016, S. 259). Dabei sollte idealtypisch die Erhebungseinheit repräsentativ für die Stichprobe sein und

© Springer-Verlag GmbH Deutschland, ein Teil von Springer Nature 2020
M. Fröhlich et al., *Einführung in die Methoden, Methodologie und Statistik im Sport*,
https://doi.org/10.1007/978-3-662-61039-8_4

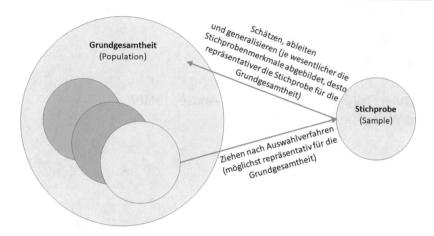

Abb. 4.1 Zusammenhang von Grundgesamtheit (Population) und Stichprobe (Sample)

diese in den wesentlichen Merkmalen abbilden (Witte 2019). In Bezug auf die Repräsentativität kann noch zwischen *globaler* Repräsentativität (Stichprobe soll für möglichst alle Merkmale repräsentativ sein) und *spezifischer* Repräsentativität (Stichprobe ist nur für bestimmte Merkmale repräsentativ) differenziert werden.

▶ Unter **Grundgesamtheit** (Population) versteht man die nach vorheriger Kategorisierung und inhaltlicher Abgrenzung eindeutig bestimmte Menge von Individuen, Fällen, Objekten oder Ereignissen, auf die sich die Aussagen der Untersuchung beziehen soll.

▶ Unter einer **Stichprobe** (Sample) versteht man eine hinreichend definierte Teilmenge einer Grundgesamtheit, welche nach einem bestimmten Verfahren oder Auswahlprozess ausgewählt wurde. Eine Stichprobe kann hinsichtlich der Auswahlverfahren (z. B. zufalls- oder nichtzufallsgesteuert) und der Stichprobengröße oder des Stichprobenumfangs charakterisiert werden.

4.2   Stichprobenziehung

Zentrales Ziel einer systematischen Teilerhebung mittels Stichprobenziehung ist es, über die erhobenen Untersuchungsfälle oder -merkmale (Samples) hinaus Aussagen über die Grundgesamtheit treffen zu können (Generalisierung). Des Weiteren sind Stichproben im Gegensatz zur Vollerhebung dadurch charakterisiert, dass sie i. d. R. mit geringeren Kosten (z. B. Aufwand, Zeit, Geld) und mit deutlich kürzeren Zeiträumen, bis die Untersuchungsergebnisse vorliegen, verbunden sind (in weiten Teilen kann die Grundgesamtheit nicht erhoben werden, da die Menge an Untersuchungsobjekten zu groß ist). Darüber hinaus – und dies erscheint zunächst verwirrend – können Stichproben auch ein genaueres Abbild und somit eine höhere Genauigkeit als Vollerhebungen erlangen, indem bspw. eine Reduktion bzw. Kontrolle von Störgrößen, genauere Datenerhebungsverfahren oder geeignetere messmethodische Zugänge gewählt werden. Last but not least gibt es zahlreiche Szenarien, in denen eine Vollerhebung nicht realisiert werden kann, da die Menge der Untersuchungseinheiten, die Komplexität der Untersuchung oder auch der zu vertretende Aufwand (z. B. Ressourcen, Zeit) nicht hinreichend umgesetzt werden kann.

Daher sind an die Stichprobenkonstruktion und -auswahl grundlegende Anforderungen zu stellen (Friedrichs 1990):

1. Die Stichprobe muss ein verkleinertes Abbild (Modell) der Grundgesamtheit sein *(Repräsentationsfunktion)*.
2. Die Untersuchungseinheiten oder Merkmalsträger der Stichprobe müssen definiert bzw. operationalisiert sein *(Eindeutigkeitsfunktion)*.
3. Die Grundgesamtheit soll angegeben und empirisch definierbar sein *(Eindeutigkeitsfunktion)*.
4. Das verwendete Auswahlverfahren muss angegeben werden *(Nachvollziehbarkeit)*.

Zu weiterführenden Aussagen und inhaltlichen Aspekten von Auswahlverfahren wie einfacher oder mehrstufiger Wahrscheinlichkeitsauswahl, geschichteter oder Klumpenauswahl sei exemplarisch auf Akremi (2014); Bortz und Schuster (2010); Döring und Bortz (2016); Friedrichs (1990); Kromrey et al. (2016); Singer (2002); Schnell et al. (2013) sowie auf Abb. 4.2 verwiesen.

4.3 Stichprobengröße

Im Rahmen der Auswahlverfahren sowie der Ableitung der Erkenntnisse aus Stichproben kommt der Stichprobengröße oder des Stichprobenumfangs eine zentrale Rolle zu. Dabei ist zu berücksichtigen, dass zwischen qualitativen und quantitativen Forschungs- und Erhebungsverfahren zu unterscheiden ist. So lassen sich für die qualitative Sozialforschung keine klaren und allgemeingültigen Aussagen über den optimalen Stichprobenumfang machen, da ein hinreichend spezifizierter Einzelfall u. a. für den Gegenstandsbereich schon aussagekräftig sein kann. Daher sind die Fallzahlen in der qualitativen Sozialforschung i. d. R. geringer als bei der quantitativen Vorgehensweise. In der Praxis haben sich jedoch für die Abschätzung des Stichprobenumfangs Aspekte wie *Verfügbarkeit der Ressourcen* (u. a. zur Verfügung stehendes Personal, aufzuwendende Zeit, finanzielles Budget, einzusetzende Mess- und Erhebungsverfahren), *inhaltliche Erwägungen* (u. a. Tiefe und Spezifik der Fragestellung, Grad der Generalisierung, Aufwand der Datenerhebung und -auswertung) und *Konventionen* bzw. *gängige Standards* im Kontext der Studie (u. a. Anzahl an Interviews in Abhängigkeit zur Fragestellung) als hilfreiche Merkmale erwiesen (Akremi 2014, S. 277 ff.).

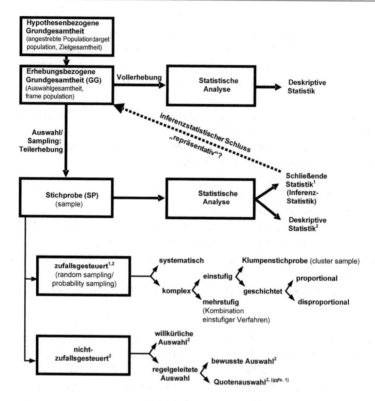

Abb. 4.2 Typisierung von Auswahlverfahren (Fröhlich et al. 2019, S. 16)

In der quantitativen Sozialforschung wird die Stichprobengröße einerseits mit der Repräsentativität und andererseits mit der Frage nach der Größe des Vertrauensintervalls in Verbindung gebracht, d. h. wie genau die Ergebnisse mittels Stichprobenziehung sein sollen oder mit welcher Vertrauenswahrscheinlichkeit man das ermittelte Ergebnis akzeptiert. Des Weiteren geht es neben der Wahrscheinlichkeit, einen Effekt nachweisen zu können, auch darum, hinreichend belegen zu können, dass kein gefundener Effekt auch tatsächlich nicht vorhanden ist. Hierbei sind die Aspekte Irrtumswahrscheinlichkeit, Größe der Grundgesamtheit, erwarteter Anteilswert und zulässiger Stichprobenfehler zu berücksichtigen (Häder und Häder 2014, S. 287 f.). Da sich die Berechnung der Stichprobengrößen u. a. nach der Fragestellung, der Strenge des Prüfverfahrens, der in der Domäne vorherrschenden theoretischen Annahmen, der zeitlichen Betrachtung (a priori oder post hoc) unterscheidet, werden verschiedene Stichprobenberechnungsformeln genutzt.

Für die gängigen statistischen Prüfverfahren (z. B. χ^2-, t-Test) sind in der Grundlagenliteratur die entsprechenden Formeln zur Bestimmung der Stichprobengröße wiedergegeben (Bortz und Schuster 2010; Bühner und Ziegler 2017). Darüber hinaus kann der Stichprobenumfang anhand verschiedener

Statistiksoftwareprogramme leicht ermittelt werden, sodass an dieser Stelle im Weiteren nicht weiter darauf eingegangen werden soll. Außerdem existieren frei zugängliche und kostenlose Online-Softwarelösung zur Berechnung der Stichprobengröße (z. B. G*Power: Statistical Power Analysis for Windows and Mac) (Faul et al. 2009; Faul et al. 2007). Für die Fallzahlplanung in klinischen Kontexten sei auf Röhrig et al. (2010) sowie Sakpal (2010) verwiesen.

Literatur

Akremi, L. (2014). Stichprobenziehung in der qualitativen Sozialforschung. In N. Baur & J. Blasius (Hrsg.), *Handbuch Methoden der empirischen Sozialforschung* (S. 265–282). Wiesbaden: VS.

Bortz, J., & Schuster, C. (2010). *Statistik für Human- und Sozialwissenschaftler*. Berlin: Springer.

Bühner, M., & Ziegler, M. (2017). *Statistik für Psychologen und Sozialwissenschaftler*. München: Pearson Studium.

Döring, N., & Bortz, J. (2016). *Forschungsmethoden und Evaluation in den Sozial- und Humanwissenschaften*. Heidelberg: Springer.

Faul, F., Erdfelder, E., Buchner, A., & Lang, A.-G. (2009). Statistical power analyses using G*Power 3.1: Tests for correlation and regression analyses. *Behavior Research Methods, 41*(4), 1149–1160.

Faul, F., Erdfelder, E., Lang, A.-G., & Buchner, A. (2007). G*Power 3: A flexible statistical power analysis program for the social, behavioral, and biomedical sciences. *Behavior Research Methods, 39*(2), 175–191.

Friedrichs, J. (1990). *Methoden empirischer Sozialforschung*. Wiesbaden: VS Verlag.

Fröhlich, M., Mayerl, J., & Pieter, A. (2019). Sportwissenschaft: Methodologie und Methoden. In A. Güllich & M. Krüger (Hrsg.), *Grundlagen von Sport und Sportwissenschaft* (S. 1–17). Heidelberg: Springer.

Häder, M., & Häder, S. (2014). Stichprobenziehung in der quantitativen Sozialforschung. In N. Baur & J. Blasius (Hrsg.), *Handbuch Methoden der empirischen Sozialforschung* (S. 283–297). Wiesbaden: VS Verlag.

Kromrey, H., Roose, J., & Strübing, J. (2016). *Empirische Sozialforschung*. München: UKV Verlagsgesellschaft.

Röhrig, B., Prel, J.-B. d., Wachtlin, D., Kwiecien, R., & Blettner, M. (2010). Fallzahlplanung in klinischen Studien. *Deutsches Ärzteblatt International, 107*(31–32), 552–556.

Sakpal, T. V. (2010). Sample size estimation in clinical trial. *Perspectives in Clinical Research, 1*(2), 67–69.

Schnell, R., Hill, P. B., & Esser, E. (2013). *Methoden der empirischen Sozialforschung*. Wien: Oldenbourg Wissenschaftsverlag.

Singer, R. (2002). Verfahren zur Festlegung von Stichproben. In R. Singer & K. Willimczik (Hrsg.), *Sozialwissenschaftliche Forschungsmethoden in der Sportwissenschaft* (S. 55–66). Hamburg: Czwalina Verlag.

Witte, K. (2019). *Angewandte Statistik in der Bewegungswissenschaft* (Bd. 3). Berlin: Springer Spektrum.

Grundlagen der deskriptiven und schließenden Statistik

Jochen Mayerl, Michael Fröhlich, Andrea Pieter
und Wolfgang Kemmler

5.1 Deskriptive und schließende Statistik

Unter *Statistik als Methodenlehre* versteht man die systematische Darstellung, Verdichtung und Analyse von empirischen Daten mithilfe von quantitativen mathematischen Verfahren (Rößler und Ungerer 2016). Sie ist zentraler Bestandteil eines empirischen Forschungsprojekts und kommt genau dann zum Einsatz, wenn die empirische Datenerhebung abgeschlossen ist und empirische Forschungsfragen statistisch beantwortet werden sollen.

Ziele von Statistik können in diesem Zusammenhang sein:

1. *Deskription:* Beschreibung der Stichprobe mittels geeigneter Maßzahlen (z. B. „Wie viele Stunden Sport treiben die befragten Personen in der Stichprobe?")
2. *Exploration:* Entdeckung bislang unbekannter sozialer Phänomene (z. B. „Welche soziale Gruppe betreibt in besonderem Maße aktiven Sport?")
3. *Generalisierung:* Schlussfolgerung von der Stichprobe auf die Grundgesamtheit (z. B. „In welchem Wertebereich befindet sich das ‚wahre' Ausmaß an aktiver sportlicher Betätigung in Deutschland?")
4. *Hypothesentest:* Empirische Überprüfung theoretischer Hypothesen (z. B. „Je häufiger eine Person aktiven Sport betreibt, desto besser ist ihr Gesundheitszustand")

Statistik ist demnach ein wichtiges Hilfsmittel für die empirische Sozial- und Sportwissenschaft, um angemessene Schlussfolgerungen über die soziale Realität ziehen zu können. Statistik muss jedoch immer achtsam und mit gegebener *Vorsicht* betrieben werden, denn die Qualität ihrer Resultate ist von einer Vielzahl von Randbedingungen abhängig:

© Springer-Verlag GmbH Deutschland, ein Teil von Springer Nature 2020
M. Fröhlich et al., *Einführung in die Methoden, Methodologie und Statistik im Sport*,
https://doi.org/10.1007/978-3-662-61039-8_5

1. Statistische Ergebnisse sind immer abhängig von den *Anwendungsvoraussetzungen* der statistischen Verfahren, die eingesetzt werden.
2. Statistik ist immer *problemgeleitet!* Das heißt, zuerst kommt die theoretische Annahme, dann deren statistische Überprüfung. Die Qualität eines statistischen Resultats hängt somit immer auch von der Qualität der dahinterliegenden theoretischen Ausgangsfrage ab.
3. Statistische Ergebnisse sind an sich inhaltsleer und müssen durch die Forschenden adäquat *interpretiert* werden.
4. Die Qualität statistischer Ergebnisse ist immer auch abhängig von der Qualität der zugrundeliegenden *Daten.*
5. Statistik produziert keine „*Wahrheit*"!

Grundsätzlich können *zwei Arten* von Statistik unterschieden werden: *deskriptive* und *schließende* Statistik.

▶ Die **deskriptive Statistik** (beschreibende Statistik) verfolgt das Ziel der Zusammenfassung von Beobachtungen und Zusammenhängen zwischen Variablen, d. h. Merkmalen, durch die Berechnung statistischer Maßzahlen (u. a. arithmetisches Mittel, Korrelation).

▶ Die **schließende Statistik** – synonym **induktive Statistik** oder **Inferenzstatistik** – verfolgt das Ziel der *Verallgemeinerung* von Beobachtungen und Zusammenhängen, indem von der Stichprobe auf die Grundgesamtheit geschlossen wird. Dies geschieht durch die stichprobengeleitete Schätzung von *Parametern* der Grundgesamtheit und durch sogenannte *Signifikanztests*, mit deren Hilfe geprüft wird, inwieweit ein in einer Stichprobe gefundener Zusammenhang mit einer gewissen Sicherheit auch in der Grundgesamtheit vorliegt.

Zur weiteren Unterteilung haben sich in der Statistik in Abhängigkeit von der Anzahl verwendeter Variablen *drei Typen von statistischen Verfahren* etabliert:

1. *Univariate Verfahren:* Analyse eindimensionaler Verteilungen, d. h. die Betrachtung der Ausprägungen *einer einzigen* Variable
2. *Bivariate Verfahren:* Analyse von *Zusammenhängen* zwischen *zwei* Merkmalen oder Variablen
3. *Multivariate Verfahren:* Analyse von *Zusammenhängen* zwischen *mehr als zwei* Merkmalen oder Variablen

Für jeden Typus können nun je nach *Skalenniveau* der beteiligten Variablen (nominal, ordinal oder metrisch, d. h. intervall- oder ratioskaliert; Abschn. 3.3) und zugrunde liegender *Hypothesenform* unterschiedliche statistische Verfahren eingesetzt werden (Abb. 5.1). Es sei jedoch ausdrücklich darauf verwiesen, dass die in Abb. 5.1 dargestellte Grobstruktur teststatistischer Prüfverfahren einen sehr rudimentär darstellenden Charakter besitzt und nur sehr eingeschränkt die Vielzahl an teststatistischen Verfahren widerspiegeln kann.

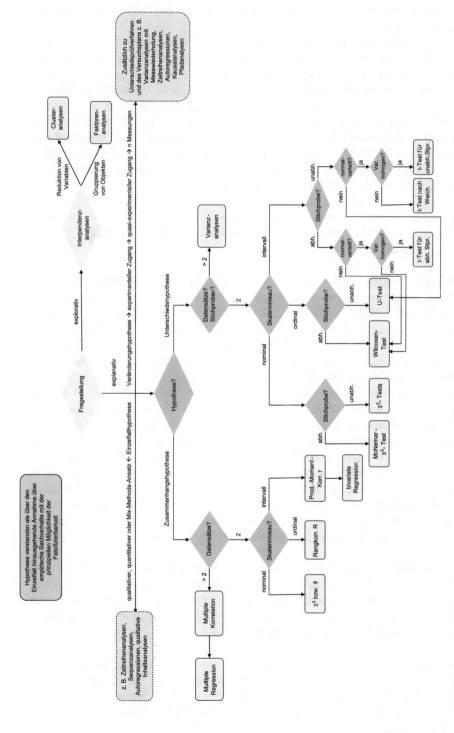

Abb. 5.1 Grobstruktur teststatistischer Prüfverfahren für unterschiedliche Hypothesenformen (n. Fröhlich et al. 2013)

Diese grundlegenden Verfahren werden in den nachfolgenden Abschnitten näher erläutert.

Wichtig ist dabei, dass *jede* statistische Maßzahl aus der deskriptiven Statistik – gleich ob aus uni-, bi- oder multivariaten Verfahren stammend – zunächst nur für die analysierte *Stichprobe* gelten kann. Entsprechend kann jede Maßzahl in einem zweiten Schritt inferenzstatistisch dahingehend untersucht werden, mit welcher Sicherheit (Konfidenz) die in der Stichprobe ermittelte Maßzahl auch für die *Grundgesamtheit* gelten kann. Aus diesem Grund werden die nachfolgend vorgestellten statistischen Verfahren stets zunächst hinsichtlich ihrer Grundlogik und inhaltlichen Bedeutung für die Stichprobe vorgestellt, und in ausgewählten Fällen wird sodann gezeigt, wie der inferenzstatistische Schluss von der Stichprobe auf die Grundgesamtheit vollzogen werden kann.

5.2   Zentrale Annahmen der univariaten deskriptiven Statistik

Häufigkeitsverteilungen sind in den meisten Analysen der erste Schritt zur Beschreibung von empirischen Daten. Der Begriff *Merkmal* wird synonym mit dem Begriff *Variable* verwendet (z. B. monatliches Netto-Einkommen), *Merkmalsträger* synonym mit Beobachtungs- oder Untersuchungsfall (z. B. Heike) und die *Merkmalsausprägung* synonym mit dem Wert eines Merkmals (z. B. 1500 EUR).

Jede Häufigkeitstabelle entsteht aus zwei Schritten: Zunächst liegt eine *Urliste* der Variable X vor, in der alle Beobachtungen x_i (bei i Merkmalsträgern) unsortiert aneinandergereiht werden. Aus dieser Liste entsteht eine *Primärtafel*, in der alle Werte ordinal aufsteigend sortiert werden. Da in dieser Liste i. d. R. dieselben Werte häufiger vorkommen, werden diese zusammengefasst in der *Häufigkeitsverteilung*. *Absolute Häufigkeiten* werden mit f für *frequency* abgekürzt, und f_j bezieht sich dann auf die Häufigkeit, mit der die j-te Kategorie der Variablen empirisch aufgetreten ist.

Die *relative Häufigkeit* bezieht sich darauf, wie häufig eine Ausprägung in Relation zur Gesamtzahl an Fällen (n) aufgetreten ist: $rf_j = f_j/n$. Dieses Verhältnis wird zumeist als *Prozentzahl* ausgedrückt ($rf_j \times 100$). Bei der *kumulierten Häufigkeit* (F_j bzw. RF_j) wird die absolute oder relative Häufigkeit immer weiter aufaddiert, was häufig bei der Interpretation der Verteilungen hilfreich ist (Kromrey et al. 2016).

Als zentrale deskriptive Kennzahlen der univariaten Statistik sind *Lage-* und *Streuungsmaße* zu unterscheiden. Lage- und Streuungsmaße werden in der Statistik eingesetzt, um eindimensionale Häufigkeitsverteilungen auf einen Wert einer Kenngröße zu reduzieren. Mithilfe dieser Kenngrößen sollen die Häufigkeitsverteilungen möglichst knapp charakterisiert werden.

▶ **Lagemaße** sind dafür zuständig, Häufungen bzw. zentrale Tendenzen von Messwerten zu signalisieren. Daher werden sie auch Maße der zentralen Tendenz genannt. Ziel ist es, aus einer Wertemenge den für diese Menge typischen Wert zu ermitteln, d. h., es findet eine Zusammenfassung und Reduktion der Datensituation statt.

▶ **Streuungsmaße** – auch *Maße der Variabilität* oder *Dispersionsmaße* genannt – beschreiben die Homogenität bzw. Heterogenität einer Verteilung. Sie dienen dazu, die Art der Streuung einer Häufigkeitsverteilung zu charakterisieren.

Wie Tab. 5.1 zu entnehmen ist, werden drei Lageparameter unterschieden, die je nach Skalenniveau der zu beschreibenden Variable eingesetzt werden können und sich in ihrem Informationsgehalt unterscheiden:

1. *Modus* (*D;* auch Modalwert genannt): Merkmalsausprägung mit den meisten Beobachtungswerten, d. h. diejenige Merkmalsausprägung, die empirisch am häufigsten auftritt

$$D = x_k \text{ mit } f_k = \max f_j$$

2. *Median* ($\tilde{X}$; Beobachtungswert, der eine geordnete Messreihe in zwei gleiche Hälften teilt; auch bekannt als Zentralwert *Z,* echte Mitte, 2. Quartil): Der Median ist derjenige empirische Wert des *k*-ten Falles, der in einer geordneten Messreihe genau in der Mitte liegt. Ein Beispiel: Bei fünf Fällen in einer geordneten Messreihe würde entsprechend der empirische Messwert des dritten Falles dem Median entsprechen. Bei sechs Fällen wäre es entsprechend genau der Wert zwischen dem dritten und dem vierten Fall, daher wird bei geraden Fallzahlen der mittlere Wert aus dem *k*-ten und *k* + 1-ten Fall als Median definiert.

$$n \text{ ungerade: } \tilde{X} = x_k \text{ mit } k = \frac{n+1}{2}$$

$$n \text{ gerade: } \tilde{X} = \frac{x_k + x_{k+1}}{2} \text{ mit } k = \frac{n}{2}$$

Durch *lineare Interpolation* kann bei *klassierten Daten* auch der *exakte Median* berechnet werden (Benninghaus 2007).

3. *Arithmetisches Mittel* ($\bar{X}$; Durchschnitt einer Werteverteilung eines metrischen Merkmals, auch Mean genannt):

$$\bar{x} = \frac{\sum_{i=1}^{n} x_i}{n} = \frac{\sum_{j=1}^{m} f_j \cdot x_j}{n} = \sum_{j=1}^{m} rf_j \cdot x_j$$

Tab. 5.1 Lageparameter und Streuungsmaße für unterschiedliche Skalenniveaus

	Skalenniveau		
	Nominal	Ordinal	Metrisch
Lageparameter	Modus	Modus, Median	Modus, Median, Mittelwert
Streuungsmaße	Homogenitätsindex	Homogenitätsindex, (Quartilsabstand)	Homogenitätsindex, Quartilsabstand, Varianz und Standardabweichung, Variationskoeffizient, Range

Für eine angemessene Beschreibung der Datensituation ist es von zentraler Bedeutung, jeden Lageparameter immer im Zusammenhang mit der Streuungsinformation inhaltlich zu interpretieren. Je nach Skalenniveau der Variablen ergibt sich damit die in Tab. 5.1 dargestellte Kombination an Lage- und Streuungsparametern.

Bei mindestens *ordinalen Variablen* werden häufig *Stichprobenperzentile* zur Interpretation der Streuung eingesetzt (Bortz und Schuster 2010). Perzentile unterteilen die Verteilung in gleich große Teile, z. B. drei *(Tertile)*, vier *(Quartile)* oder fünf Teile *(Quintile)*. Abb. 5.2 stellt die Quartile einer Verteilung dar: Unterhalb des ersten Quartils liegen 25 % der Werte, unterhalb des zweiten Quartils 50 % (das ist der Median), und unterhalb des dritten Quartils liegen 75 % der Werte.

Der *Quartilsabstand* kann als Streuungsmaß für den Median verstanden werden. Dieser gibt an, in welchem Wertebereich die mittleren 50 % der Verteilung liegen. Allerdings ist der Quartilsabstand bei ordinalen Daten nicht unumstritten, da Abstände genau genommen nur bei intervallskalierten Daten berechnet werden dürfen. Alternativ kann dann für ordinale Variablen schlicht das erste und das dritte Quartil neben dem Median berichtet werden, um einen Einblick in die Weite der Streuung zu erhalten. Beispielhaft verdeutlicht Abb. 5.2 Quartile und den Quartilsabstand.

Bei *metrischen Variablen* sollte mindestens der *Mittelwert* ± die *Standardabweichung* berichtet werden. Gemeint ist damit ein *mittlerer* Wertebereich, in dem sich die Werte einer Stichprobe in ihrer Tendenz aufhalten. Je kleiner die Standardabweichung ist, desto besser repräsentiert der Mittelwert die Stichprobenverteilung. Die Standardabweichung (s) ist nichts anderes als die Wurzel aus der *Varianz* (s^2), die aus dem Durchschnitt der quadrierten Abweichungen

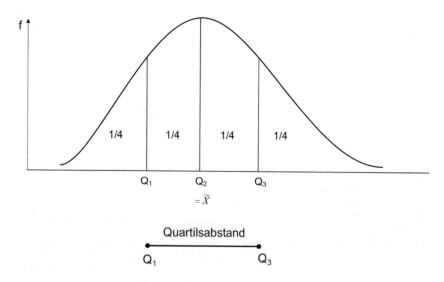

Abb. 5.2 Quartile und Quartilsabstand (Benninghaus 2007, S. 53)

zwischen Beobachtungswerten und Mittelwert gebildet wird. Hinter dieser technischen Umschreibung steckt eine simple Logik: Für jeden Messwert (x_i) wird dessen Abstand zum Mittelwert ($\bar{x}$) ermittelt. Je größer die Summe all dieser Abweichungen ist, desto weiter sind die Werte insgesamt vom Mittelwert entfernt, d. h., desto größer ist die Streuung. Quadriert wird hier – wie üblich in der Statistik –, um die negativen Vorzeichen zu negieren (vgl. im Zähler: $(x_i - \bar{x})^2$):

$$s_x^2 = \frac{\sum_{j=1}^{m}(x_i - \bar{x})^2}{n} = \frac{\sum_{j=1}^{m} f_j(x_j - \bar{x})^2}{n} \quad s_x = \sqrt{s_x^2}$$

Hinweis: Bei kleinen Stichproben wird die Varianz mit dieser Formel unterschätzt, sodass zur Korrektur dieser Verzerrung im Nenner häufig durch $n-1$ anstatt durch n geteilt wird. Bei großen Stichproben spielt dies jedoch keine Rolle.

Der *Variationskoeffizient* (v_x) dient bei ratioskalierten Daten zur *relativen* Interpretation der Streuung (Müller-Benedict 2011). Hierbei wird schlicht die Standardabweichung in Relation zum Mittelwert gesetzt (und mit 100 multipliziert, um Prozentwerte zu erhalten), sodass Streuungen verschiedener Verteilungen, insbesondere bei Variablen mit unterschiedlichen Skalierungen, besser miteinander verglichen werden können:

$$v_x = \frac{s_x}{\bar{x}} * 100$$

Für manche statistische Operation, u. a. Signifikanztests, ist es ratsam, metrische Skalenwerte in *Standardwerte,* sogenannte *z-Standardisierung*, zu transformieren (Benninghaus 2007). Auch wenn Variablen unterschiedlich skaliert sind, werden häufig *z*-standardisierte Werte verwendet, denn eine *z*-standardisierte Variable hat immer einen Mittelwert von 0,0 und eine Standardabweichung von 1,0. Ein negativer *z*-Wert zeigt an, wie viele *Standardabweichungseinheiten* ein Messwert unterhalb des Mittelwertes liegt (und positive *z*-Werte entsprechend oberhalb des Mittelwertes):

$$z(X_i) = \frac{X_i - \bar{X}}{S_x}$$

Die *Schiefe* (c_x) und die Kurtosis (auch Exzess oder Wölbung genannt; k_x) einer Verteilung schließlich geben Aufschluss darüber, wie stark Verteilungen von einer Normalverteilung abweichen (bei $c_x = 0$ und $k_x = 0$ ist eine Variable normalverteilt). Abb. 5.3 verdeutlicht die Schiefe und Kurtosis einer empirischen Verteilung:

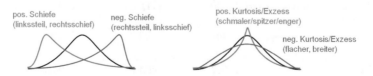

Abb. 5.3 Schiefe und Kurtosis einer Verteilung (schwarz: Normalverteilung)

Bei einer Schiefe $c_x < 0$ spricht man demnach von einer linkssteilen bzw. rechts-schiefen Verteilung und bei einer Schiefe $c_x > 0$ entsprechend von einer rechts-steilen bzw. linksschiefen Verteilung. Bei der Kurtosis ist die Verteilung bei positiven Werten schmalgipflig und bei negativen Werten flachgipflig. Formal ergeben sich die Schiefe und Kurtosis aus dem sog. dritten und vierten zentralen Moment. Der Exponent k definiert dabei das k-te Moment – hier mit der Schiefe als Moment dritter Ordnung der standardisierten Variablen und der Kurtosis als Moment vierter Ordnung der standardisierten Variablen:

$$c_x = \frac{\sum_{i=1}^{n} \left(\frac{x_i - \bar{x}}{s} \right)^3}{n}$$

$$k_x = \left(\frac{\sum_{i=1}^{n} \left(\frac{x_i - \bar{x}}{s} \right)^4}{n} \right) - 3$$

Als Daumenregel gilt eine empirische Verteilung in der Forschungspraxis dann als annähernd normalverteilt, wenn die Schiefe- und Kurtosiswerte zwischen -1 und $+1$ liegen (Urban und Mayerl 2018).

Betrachten wir an einem empirischen Beispiel die skizzierten deskriptiven Lage- und Streuungsmaße (Tab. 5.2). In der Studie ALLBUS (Allgemeine Bevölkerungsumfrage der Sozialwissenschaften) 2018 (https://www.gesis.org/allbus/inhalte-suche/studienprofile-1980-bis-2018/2018) gaben insgesamt $n = 1650$ Personen an, inwiefern sie an Freizeit-, Sport- oder Kulturaktivitäten in organisierten Gruppen oder Vereinen partizipieren. Sie konnten dabei auf einer fünfstufigen Rating-Skala ihre Partizipationshäufigkeit einschätzen (von 1 „Min-destens einmal in der Woche" bis 5 „Nie"). Die Variable hat mindestens ordinales Skalenniveau. Um die Variable als „quasi-metrisch" zu definieren, müssen nach Urban und Mayerl (2018, S. 14) vier Bedingungen erfüllt sein:

Tab. 5.2 Partizipation an Freizeit-, Sport- oder Kulturaktivitäten in organisierten Gruppen oder Vereinen (Daten: ALLBUS 2018)

	Häufigkeit (f_j)	Gültige Prozente ($rf_j * 100$)	Kumulierte Prozente ($RF_j * 100$)
1 – Mindestens einmal in der Woche	506	30,7	30,7
2 – Ein- bis dreimal im Monat	185	11,2	41,9
3 – Mehrmals in den vergangenen 12 Monaten	190	11,5	53,4
4 – Einmal in den vergangenen 12 Monaten	107	6,5	59,9
5 – Nie	662	40,1	100,0
Gesamt	1650	100,0	

1. Es müssen mindestens fünf geordnete Skalenpunkte vorliegen.
2. Die Abstände zwischen den Skalenpunkten müssen als gleich groß interpretiert werden können.
3. Es muss eine zugrundeliegende kontinuierliche latente Variable angenommen werden können.
4. Die Verteilung sollte empirisch annähernd normalverteilt, zumindest aber nicht allzu schief verteilt sein.

In unserem Fall der Partizipationshäufigkeit ist sicherlich das zweite Kriterium kritisch, denn gleich große Abstände können hier höchstens auf Bedeutungsebene angenommen werden, keinesfalls jedoch zahlenmäßig. Im Folgenden gehen wir davon aus, dass es zulässig ist, diese Variable als „quasi-metrisch" definieren zu können.

Für die in Tab. 5.2 angegebene Häufigkeitsverteilung der Partizipationshäufigkeit ergeben sich somit u. a. die in Tab. 5.3 genannten deskriptiven Kennzahlen.

5.3   Grundlogik der schließenden Statistik

Sozial- oder sportwissenschaftliche Erhebungen basieren in aller Regel nicht auf Vollerhebungen, sondern auf *Stichproben* (*SP*) aus der *Population* bzw. *Grundgesamtheit* (*GG*). Da häufig Aussagen über die Grundgesamtheit das Ziel sind, müssen nun die Beobachtungen aus der Stichprobe verallgemeinert werden. Dieser *inferenzstatistische Schluss* wird als Schätzung der unbekannten Parameter der Grundgesamtheit auf Basis der Stichprobe realisiert. Voraussetzung dafür ist eine Zufallsstichprobe, da nur diese die nachfolgend noch näher erläuterten Eigenschaften besitzt (u. a. Normalverteilung).

Hinweise zur Notation in der Inferenzstatistik
Zur Unterscheidung von Stichprobe (SP) und Grundgesamtheit (GG) hat sich durchgesetzt, für die Parameter in der Grundgesamtheit immer griechische Symbole und für die Sample-Maßzahlen lateinische Symbole zu verwenden (SP $\rightarrow$ GG):

$$\text{Mean}: \bar{x} \rightarrow \mu$$
$$\text{Standardabweichung}: s \rightarrow \sigma$$
$$\text{Varianz}: s^2 \rightarrow \sigma^2$$
$$\text{Fallzahl}: n \rightarrow N$$
$$\text{Proportion}: p \rightarrow P$$

Zudem wird bei Fallzahlen und Population die Stichprobe von der Grundgesamtheit durch Klein- und Großbuchstaben unterschieden.

Vorsicht gilt bei *p* für Proportion, da *p* auch als „empirische Irrtumswahrscheinlichkeit" bei Signifikanztests verwendet wird.

Tab. 5.3 Deskriptive Kennwerte (Daten: ALLBUS 2018)

Deskriptive Kennzahl	Ergebnis	Bemerkungen
Modus	5	Die fünfte Ausprägung („Nie") wurde in der Stichprobe am häufigsten ausgewählt (von 662 Personen bzw. 40,1 %)
Median	3	Mehr als 50 % der befragten Personen (exakt: 53,4 %) liegen bei einem Wert von 3 oder niedriger. Das heißt, dass in der Stichprobe mehr als die Hälfte der Personen mehrmals in den vergangenen 12 Monaten oder häufiger an entsprechenden Tätigkeiten partizipiert hat
Mittelwert	3,14	$\bar{x} = \frac{\sum_{j=1}^{m} f_j \cdot x_j}{n} = \frac{(506 \cdot 1) + \ldots + (662 \cdot 5)}{1650} = 3,14$ Im Durchschnitt beträgt die Partizipationshäufigkeit in der Stichprobe bei einer Skala von 1 („Mindestens einmal in der Woche") bis 5 („Nie") 3,14. Dies entspricht in etwa einer mittleren Ausprägung („Mehrmals in den vergangenen 12 Monaten")
Varianz und Standardabweichung	2,990 und 1,729	$s_x^2 = \frac{\sum_{j=1}^{m} f_j (x_j - \bar{x})^2}{n}$ $s_x^2 = \frac{506(1 - 3,14)^2 + \ldots + 662(5 - 3,14)^2}{1650} = 2,990$ $s_x = \sqrt{s_x^2} = \sqrt{2,990} = 1,729$ Der „mittlere Wertebereich" der Partizipationshäufigkeit in der Stichprobe beträgt $3,14 \pm 1,729$. Dies entspricht einem mittleren Wertebereich zwischen 1,4 und 4,9, was eine sehr große Streuung der Partizipationshäufigkeit in der Stichprobe anzeigt
Variationskoeffizient	55,06 %	$v_x = \frac{s_x}{\bar{x}} * 100 = \frac{1,729}{3,14} * 100 = 55,06$ Die Standardabweichung beträgt 55 % des arithmetischen Mittels. Auch dies zeigt eine große Streuung an
Schiefe	−0,110	Die Variable ist hinsichtlich der Schiefe mit einem Wert nahe 0 (und zwischen −1 und +1) annähernd normalverteilt
Kurtosis	−1,718	Hinsichtlich der Wölbung ist die Verteilung etwas flacher als eine Normalverteilung

In der Inferenzstatistik können zwei grundsätzliche Anwendungsbereiche unterschieden werden:

1. *Schließverfahren*

- *Repräsentationsschluss* (von der Stichprobe auf die Grundgesamtheit): In welchem Sicherheitsintervall (Konfidenzintervall) liegt der *wahre* Wert in der Grundgesamtheit, wenn nur eine Stichprobe als Schätzung zur Verfügung steht (z. B. Mittelwert oder Proportion)?

- *Inklusionsschluss* (von der Grundgesamtheit auf die Stichprobe): In welchem Intervall ist ein Wert in einer Stichprobe zu erwarten, wenn der *wahre* Wert bekannt ist?
2. *Signifikanztest (Hypothesentest):*
- Liegt ein in einer Stichprobe gemessener Zusammenhang zwischen Variablen mit einer hinreichend großen Sicherheit auch in der Grundgesamtheit vor?
- Liegt ein Unterschied zwischen Stichproben hinsichtlich einer Variable mit einer hinreichend großen Sicherheit auch in der Grundgesamtheit vor?

Grundlage der Inferenzstatistik ist der *zentrale Grenzwertsatz.* Dieser besagt, dass sich bei wiederholtem Ziehen unabhängiger Zufallsstichproben die Verteilung der Stichprobenmittelwerte mit steigendem Stichprobenumfang (n) einer *Normalverteilung* annähert. Die wiederholte Ziehung voneinander unabhängiger Stichproben führt langfristig zur Approximation des Schätzwertes an den wahren, aber unbekannten Wert der Grundgesamtheit: $E(\bar{x}) = \mu$. Der Mittelwert aller Stichprobenmittelwerte entspricht immer mehr dem „wahren" Mittelwert der Grundgesamtheit, je mehr Stichproben gezogen werden (und je höher dabei n ist, desto schneller geschieht diese Annäherung). Die Standardabweichung des Mittelwertes aller Stichprobenmittelwerte wird auch *Standardfehler* (SE für *standard error*) genannt. Der Standardfehler kann als Maß der *Präzision,* der *Akkuratheit* oder auch der Variabilität betrachtet werden, mit der ein Stichprobenwert den Populationsparameter schätzt. Bei unendlich vielen Stichproben ergibt sich im Gedankenmodell eine *perfekte* Normalverteilung als *theoretische Verteilung* (Abb. 5.4). Werden z-standardisierte Werte für die Verteilung verwendet, ($z = (x - \bar{x})/s$), so erhält man eine Standardnormalverteilung ($N(0,1)$) mit $\mu = 1; \sigma = 0$.

Eine Normalverteilung ist symmetrisch und verläuft an ihren Kurvenenden asymptotisch. Entscheidend für die Zwecke der Inferenzstatistik ist, dass mit der theoretischen Verteilung nun bekannt ist, wie viel Prozent der Fälle sich in welchem Bereich der Verteilung befinden.

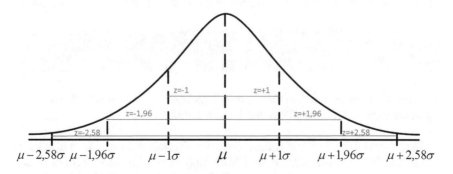

Abb. 5.4   Standardnormalverteilung

$\mu \pm 1\sigma$: 68,3 % der Fälle

$\mu \pm 1{,}96\sigma$: 95 % der Fälle

$\mu \pm 2{,}58\sigma$: 99 % der Fälle

Die z-Werte von |1,96| bei 95 % und |2,58| bei 99 % werden später im Zuge der Signifikanztests noch entscheidende Größen sein, da es sich in der Forschungspraxis etabliert hat, eine Sicherheit von inferenzstatistischen Schlüssen von i. d. R. 95 % oder 99 % zu akzeptieren.

Die Standardnormalverteilung ist die theoretische Wahrscheinlichkeitsverteilung einer metrisch skalierten Variable. Aus ihr können auch andere theoretische Wahrscheinlichkeitsverteilungen, sogenannte *Prüfverteilungen* wie die χ^2-, die *t*- oder die *F*-Verteilung, abgeleitet werden. Diese Prüfverteilungen sind die Grundlage für statistische Signifikanztests, die im Folgenden erläutert werden.

5.4   Konfidenzintervalle und Signifikanztests

Im vorherigen Abschnitt wurde erläutert, dass sich der Mittelwert eines Schätzwertes aus sehr vielen Stichproben dem *wahren* Wert in der Grundgesamtheit annähert. Das entscheidende Problem ist jedoch: In aller Regel wird in einer Studie nur *eine einzige Stichprobe* gezogen und dann versucht, auf Basis dieser Stichprobe Aussagen über die Grundgesamtheit zu treffen (sog. *Repräsentationsschluss*).

Daher sind Verfahren notwendig, die Antworten auf die Frage geben, wie von einer Stichprobenschätzung z. B. von *Anteilen* bzw. *Proportionen* oder einer Stichprobenschätzung *von arithmetischen Mitteln* auf die Grundgesamtheit geschlossen werden kann.

Um dies zu ermöglichen, wird ein sogenanntes *Konfidenzintervall* (*KI*) – auch *Sicherheitsintervall* oder *Fehlerintervall* genannt – berechnet. Mit diesem Intervall ist es möglich, die Aussage auf Grundlage der Stichprobe zu treffen, mit wie viel Prozent Sicherheit sich der wahre Wert in einem bestimmten Wertebereich befindet:

$$KI = \text{Stichprobenergebnis} \pm t \cdot \text{Standardfehler}$$

Das Konfidenzintervall um das Stichprobenergebnis herum setzt sich also aus zwei Komponenten zusammen: *t*-Wert und Standardfehler:

1. Der *t-Wert* ist der Testwert entlang der Normalverteilung. Der *t*-Wert hängt vom gewünschten *Sicherheitsgrad* ab. Üblich sind 95 % oder 99 % Sicherheit, was auch bedeutet, dass man 5 % bzw. 1 % *Irrtumswahrscheinlichkeit* (α) toleriert. Man sagt dazu alternativ auch, dass man das Signifikanzniveau auf 5 % (1 %) festlegt. Es wird demnach in Kauf genommen, dass man ein Konfidenzintervall ermittelt, das mit einer Wahrscheinlichkeit von 5 % (oder 1 %) *nicht* den wahren Wert enthält.

2. Da die t-Verteilung ab ca. 120 Freiheitsgraden (FG; df für *degrees of freedom*) annähernd der z-Verteilung, d. h. der Standardnormalverteilung, entspricht (Urban und Mayerl 2018, S. 147), liegt der t-Wert ab df > 120 bei t = z = |1,96| für 95 % Sicherheit bzw. t = z = |2,58| für 99 % Sicherheit. Dies ist, wie bereits oben gesehen, genau der Bereich, der 95 % (99 %) der Fläche der Normalverteilung abdeckt.

3. Im Fall von df < 120 ist der t-Wert aus der Tabellierung der t-Verteilung bei der entsprechenden Anzahl von Freiheitsgraden und dem angenommenen Signifikanzniveau abzulesen. Bei der Schätzung von Anteilen oder Proportionen oder arithmetischen Mitteln beträgt df = $n-1$; df entspricht also weitestgehend dem Stichprobenumfang.

4. Der *Standardfehler* (*SE*) ist wie oben beschrieben als Maß der Präzision, der Akkuratheit oder auch der Variabilität des Schätzwertes zu verstehen. Für den Standardfehler gilt: Je größer n ist, desto kleiner ist der Standardfehler, d. h., desto präziser ist die Stichprobenschätzung (vgl. die SE-Formeln unten).

Das Produkt $t \cdot$ *Standardfehler* nennt man auch den *Stichprobenfehler* einer Schätzung des wahren Parameters auf Basis einer Stichprobe. Der Stichprobenfehler wird demnach größer, je höher der Sicherheitsgrad sein soll *und* je weniger präzise die Stichprobenschätzung ist.

Was man also alleine benötigt, um ein Sicherheitsintervall für einen wahren Wert in der Grundgesamtheit (z. B. Proportionen oder Mittelwerte) zu schätzen, ist neben dem festzulegenden Sicherheitsgrad (t-Wert) der Standardfehler.

> **Übersicht**
> Standardfehler für Proportionen: $SE_p = \sqrt{\frac{p(1-p)}{n}}$
> Standardfehler für arithmetische Mittel: $SE_{\bar{x}} = \frac{s_x}{\sqrt{n}}$

Verdeutlichen wir die Ermittlung der Konfidenzintervalle mit empirischen Beispielen. Hierzu verwenden wir Daten aus der Studie ALLBUS 2018, bei der eine Zufallsstichprobe aus der deutschsprachigen Wohnbevölkerung ab 18 Jahren gezogen wurde:

- *Beispiel für Konfidenzintervalle für Proportionen:* Die Befragten wurden gebeten, drei Dinge anzugeben, auf die man als Deutscher am meisten stolz sein könne. 22,9 % der 3194 befragten Personen gaben dabei an, dass Stolz auf die Leistungen deutscher Athleten zu den drei wichtigsten Dingen gehört. In welchem Konfidenzintervall liegt nun mit 95 %-iger Sicherheit der „wahre" Anteil an Personen in der Population, für die Leistungen deutscher Athleten zu den drei wichtigsten Dingen gehören, auf die man stolz sein kann?

- $KI_{0,95} = 0,229 \pm 1,96 \cdot \sqrt{\dfrac{0,229(1 - 0,229)}{3194}}$

  $KI_{0,95} = 0,229 \pm 1,96 \cdot 0,00741$

  $KI_{0,95} = 0,229 \pm 0,015$

  Demnach liegt mit 95 %-iger Sicherheit der „wahre" Anteil an Personen, die deutsche Athleten zu den drei wichtigsten Dingen zählen, auf die man als Deutscher stolz sein kann, zwischen 21,4 % und 24,4 % (bei 99 %-iger Sicherheit wäre dies mit $0,229 \pm 2,58 \cdot 0,00741$ zwischen 21,0 % und 24,8 %).

- *Beispiel für Konfidenzintervalle für arithmetische Mittel:* Wie wir oben im Kontext von Tab. 5.1 gesehen haben, beträgt die durchschnittliche Partizipationshäufigkeit an Freizeit-, Sport- und Kulturaktivitäten in organisierten Gruppen oder Vereinen in der Stichprobe der Studie ALLBUS 2018 ($n = 1650$) durchschnittlich 3,14 (bei einer Skala von 1 „Mindestens einmal in der Woche" bis 5 „Nie"). In welchem Konfidenzintervall liegt nun mit 95 %-iger Sicherheit der „wahre" Durchschnittswert in der Population?

$KI_{0,95} = 3,14 \pm 1,96 \cdot \dfrac{1,729}{\sqrt{1650}}$

$KI_{0,95} = 3,14 \pm 1,96 \cdot 0,0426$

$KI_{0,95} = 3,14 \pm 0,083$

Demnach liegt mit 95 %-iger Sicherheit die „wahre" durchschnittliche Partizipationshäufigkeit zwischen 3,06 und 3,22 (bzw. mit 99 %-iger Sicherheit bei $3,14 \pm 2,58 \cdot 0,083$, d. h. zwischen 3,03 und 3,25).

Grundsätzlich wird mit *Signifikanztests* das Ziel verfolgt, *Hypothesen empirisch zu überprüfen.* Dies geschieht in zweierlei Hinsicht:

1. *Inferenzstatistischer Schluss auf die Grundgesamtheit:* Es wird überprüft, ob ein in einer Stichprobe gemessener Zusammenhang zwischen Variablen bzw. ein zwischen mehreren Stichproben gemessener Unterschied hinsichtlich einer Variable mit einer hinreichend großen Sicherheit auch in der Grundgesamtheit vorliegt.
2. *Test auf Zufälligkeit:* Es wird überprüft, ob ein in einer Stichprobe gemessener Zusammenhang zwischen Variablen bzw. ein zwischen mehreren Stichproben gemessener Unterschied hinsichtlich einer Variable *überzufällig* entstanden ist, d. h., dass dieser nicht mehr zufällig entstanden sein kann (mit einer gewissen Irrtumswahrscheinlichkeit).

Zur Durchführung eines jeden (!) statistischen Signifikanztests gelten stets die folgenden *fünf Schritte:*

1. *Formulierung von empirisch überprüfbaren Hypothesen* (H_0 vs. H_A)
2. *Auswahl der Prüfverteilung* (z. B. χ^2-Verteilung, z-Verteilung, t-Verteilung, F-Verteilung)

3. *Festlegen des Signifikanzniveaus* α ($=$ Irrtumswahrscheinlichkeit) (i. d. R. $\alpha = 0{,}05$)
4. *Berechnung der Teststatistik* (Berechnung des *empirischen Testwertes* der gewählten Verteilung sowie Wahl des *kritischen Wertes* der gewählten Verteilung)
5. *Entscheidung über Annahme oder Ablehnung der Hypothesen* (Vergleich empirischer vs. kritischer Testwert und Interpretation des Ergebnisses)

Ad 1. Statistische Signifikanztests verfahren nach einer indirekten Testlogik: Da die Verifikation eines Zusammenhangs oder Unterschieds, an den Forschende glauben (*Alternativhypothese* H_A oder H_1), nie endgültig möglich ist, wird bei einem Signifikanztest versucht, das Gegenteil (*Nullhypothese* H_0) zu falsifizieren. Eine gelungene Falsifikation von H_0 gilt dann als indirekter Hinweis zu Gunsten der Alternativhypothese (H_A) (immer mit einem bestimmten *Restrisiko,* der sog. Irrtumswahrscheinlichkeit).

Bei Korrelations- oder Unterschiedsanalysen lautet die Nullhypothese (H_0): Es *besteht kein Zusammenhang* zwischen X und Y bzw. es besteht *kein Unterschied* zwischen den beiden Gruppen A und B. Und die Alternativ- bzw. Forschungshypothese (H_A) lautet entsprechend: Es besteht ein Zusammenhang zwischen X und Y bzw. es besteht ein Unterschied zwischen den Gruppen A und B.

Null- und Alternativhypothese beziehen sich dabei immer auf die Grundgesamtheit. Möchte man z. B. Unterschiede in den durchschnittlichen Zeiten bei 100-m-Sprints zwischen Männern und Frauen auf ihre statistische Signifikanz hin prüfen, dann könnten die Hypothesen lauten:

H_0: $\mu_M = \mu_F$, d. h. durchschn. 100-m-Zeit Frauen $=$ durchschn. 100-m-Zeit Männer
H_A: $\mu_M \neq \mu_F$, d. h. durchschn. 100-m-Zeit Frauen $\neq$ durchschn. 100-m-Zeit Männer

Ad 2. Je nach der Abhängigkeit von Stichproben, dem Skalenniveau der Variablen, den Annahmen über die Verteilung der Daten in der Grundgesamtheit und der Stichprobengröße werden unterschiedliche Testverteilungen angewandt. Am gebräuchlichsten sind die Chi-Quadrat-Verteilung, *t*- bzw. *z*-Verteilung und *F*-Verteilung.

Ad 3. Das Signifikanzniveau (Irrtumswahrscheinlichkeit α) markiert den *kritischen Wert* einer Testverteilung. Ein Ergebnis wird dann als statistisch signifikant (mit einer Irrtumswahrscheinlichkeit α) bezeichnet, wenn der *empirische Testwert* einer Prüfverteilung den *kritischen Wert* der Prüfverteilung überschreitet. Übliche Signifikanzniveaus sind $\alpha = 0{,}05$ bzw. 5 % ($p < 0{,}05$), $\alpha = 0{,}01$ bzw. 1 % ($p < 0{,}01$) und $\alpha = 0{,}001$ bzw. 0,1 % ($p < 0{,}001$). Von *marginal* oder *tendenziell signifikant* spricht man gelegentlich bei einer Irrtumswahrscheinlichkeit von $\alpha = 0{,}10$ bzw. 10 % ($p < 0{,}10$). Mit dem Signifikanzniveau und dem kritischen Wert hängt noch die Entscheidung zusammen, ob der Signifikanztest *einseitig* oder *zweiseitig* durchgeführt wird. In aller Regel führt man jedoch zweiseitige Tests durch, da sich Forschende immer auch täuschen und Einflüsse signifikant entgegen den Erwartungen, d. h. in die umgekehrte Richtung, wirken können, was man mit einseitigen Tests übersehen würde.

Ad 4. Die Ermittlung der Teststatistik erfolgt zum einen durch das Ablesen des *kritischen Testwertes* aus der Tabellierung der theoretischen Verteilung – immer

bei einem angesetzten Signifikanzniveau, einer bestimmten Anzahl an Freiheitsgraden und abhängig von zwei- oder einseitigem Testen. Zum anderen wird der
empirische Testwert ermittelt. Dieser muss den kritischen Testwert überbieten, um
von Signifikanz zu sprechen.

Ad 5. Eine Nullhypothese wird abgelehnt (und damit H_A vorläufig angenommen),
wenn gilt:

$$|empirische\ Teststatistik| > |kritischer\ Testwert|$$

Der kritische Testwert kann den Anhängen in allen gängigen Statistikbüchern
entnommen werden (Bortz et al. 2000; Bortz und Schuster 2010; Sedlmeier und
Renkewitz 2018).

Wenn die Nullhypothese abgelehnt wird, dann lässt sich Folgendes sagen:

1. Der *wahre* Zusammenhang oder Unterschied in der Grundgesamtheit (mit einer
   bestimmten Irrtumswahrscheinlichkeit) ist ungleich 0.
2. Der geschätzte Zusammenhang oder Unterschied der Stichprobe (mit einer
   bestimmten Irrtumswahrscheinlichkeit) kommt aus einer Population, für die
   gilt: Zusammenhang oder Unterschied $\neq 0$.
3. Dass der Zusammenhang oder Unterschied $\neq 0$ ist, kann kein Zufall mehr sein
   (mit einer bestimmten Irrtumswahrscheinlichkeit) (Test auf Zufälligkeit).

Statistische Signifikanztests sind mit einer Reihe von *Problemen* konfrontiert.
Zunächst gilt, dass die Ergebnisse der Signifikanztests zwei Fehler mit sich brin-
gen können: H_0 wurde fälschlicherweise verworfen (*Fehler erster Art*; Irrtumswahrscheinlichkeit), oder H_0 wurde fälschlicherweise nicht verworfen *(Fehler
zweiter Art)*. Die *Teststärke* (sog. Power) eines Signifikanztests zeigt hingegen
an, mit welcher Wahrscheinlichkeit eine falsche Nullhypothese auch wirklich verworfen wird (Tab. 5.4).

Tab. 5.4 Mögliche Ergebnisse beim Signifikanztest (Urban und Mayerl 2018, S. 141)

		„wahre" Werte in der Population	
		Kein Zusammenhang oder Unterschied: H_0 korrekt, H_A falsch	Zusammenhang oder Unterschied besteht: H_0 falsch, H_A korrekt
Testentscheidung	Kein Zusammenhang oder Unterschied: H_0 akzeptiert, H_A verworfen	Korrekte Folgerung ($p = 1 - \alpha$)	**Fehler zweiter Art** **($p = \beta$)**
	Zusammenhang oder Unterschied besteht: H_0 verworfen, H_A akzeptiert	**Fehler erster Art** **($p = \alpha$)** **(Irrtumswahrscheinlichkeit)**	Korrekte Folgerung ($p = 1 - \beta = $ Teststärke)

Literatur

Benninghaus, H. (2007). *Deskriptive Statistik*. Wiesbaden: VS Verlag.

Bortz, J., Lienert, G. A., & Boehnke, K. (2000). *Verteilungsfreie Methoden in der Biostatistik*. Berlin: Springer.

Bortz, J., & Schuster, C. (2010). *Statistik für Human- und Sozialwissenschaftler*. Berlin: Springer.

Fröhlich, M., Klein, M., & Emrich, E. (2013). Forschendes Lernen im und nach dem Studium – Theorien, Forschungsmethoden und wissenschaftliches Arbeiten. In A. Güllich & M. Krüger (Hrsg.), *Sport – Das Lehrbuch für das Sportstudium* (S. 24–45). Berlin: Springer-Spektrum.

Kromrey, H., Roose, J., & Strübing, J. (2016). *Empirische Sozialforschung*. Konstanz: UKV.

Müller-Benedict, V. (2011). *Grundkurs Statistik in den Sozialwissenschaften*. Wiesbaden: VS Verlag.

Rößler, I., & Ungerer, A. (2016). *Statistik für Wirtschaftswissenschaftler. Eine anwendungsorientierte Darstellung*. Berlin: Springer.

Sedlmeier, P., & Renkewitz, F. (2018). *Forschungsmethoden und Statistik für Psychologen und Sozialwissenschaftler*. München: Pearson Studium.

Urban, D., & Mayerl, J. (2018). *Angewandte Regressionsanalyse: Theorie, Technik und Praxis*. Wiesbaden: VS Verlag.

Bivariate statistische Verfahren

Jochen Mayerl, Michael Fröhlich, Andrea Pieter
und Wolfgang Kemmler

6.1 Inferenzstatistische Unterschiedsverfahren

Unterschiedshypothesen sind in den Sozial- und Sportwissenschaften sehr häufig anzutreffen. Von Interesse ist dabei stets, ob Unterschiede hinsichtlich bestimmter Merkmale zwischen Stichproben rein zufällig aufgetreten oder ob die Stichproben hinsichtlich des untersuchten Merkmals „signifikant unterschiedlich" sind und somit auch Unterschiede zwischen den Populationen bestehen.

Bivariat sind solche Verfahren insofern, als dass dabei untersucht wird, ob die Zugehörigkeit zu einer bestimmten Gruppe Unterschiede in dem untersuchten Merkmal aufdecken kann. Die interessierenden Stichprobenunterschiede beziehen sich u. a. auf *Anteile oder Proportionen* oder auf *arithmetische Mittel* (Sahner 2008).

Zur Prüfung, ob Gruppenunterschiede signifikant sind oder nicht, können *t*-Tests, *z*-Tests und *F*-Tests eingesetzt werden. Der *t*-Test (bei df < 120; ab df ≥ 120 auch als *z*-Test) kann verwendet werden, wenn Unterschiede zwischen genau *zwei* Gruppen untersucht werden sollen (Sahner 2008). Bei mehr als zwei Gruppen kann eine Reihe an *Varianzanalysen* (ANOVA) mittels *F-Test* durchgeführt werden, auf die hier nicht weiter eingegangen werden kann (Bortz und Schuster 2010).

Zu unterscheiden ist zudem, ob die Gruppenstichproben unabhängig oder verbunden sind. Verbunden sind Stichproben dann, wenn z. B. dieselben Personen in beiden Gruppen vorkommen, wie es bei einem experimentellen Vorher-Nachher-Design häufig der Fall ist.

Der *t*-Test bzw. *z*-Test für unabhängige Stichproben soll hier beispielhaft entlang der in Abschn. 5.4 vorgestellten fünf Schritte eines Signifikanztests von Mittelwertdifferenzen erläutert werden. Nehmen wir für einen einfachen Fall an, dass getestet werden soll, ob sich die durchschnittlichen 100-m-Zeiten von Jungen und Mädchen unterscheiden. In Schritt 1 werden die Hypothesen formuliert, nachfolgend als zweiseitiger Signifikanztest. Die Nullhypothese vermutet keinen

© Springer-Verlag GmbH Deutschland, ein Teil von Springer Nature 2020

M. Fröhlich et al., *Einführung in die Methoden, Methodologie und Statistik im Sport*, https://doi.org/10.1007/978-3-662-61039-8_6

Unterschied zwischen den beiden Gruppen (H_0: $\mu_{Jungen} = \mu_{Mädchen}$ bzw. H_0: $\mu_{Jungen} - \mu_{Mädchen} = 0$) (Abb. 6.1).

Die Alternativhypothese hingegen geht von Unterschieden aus (H_A: $\mu_{Jungen} \neq \mu_{Mädchen}$ bzw. H_A: $\mu_{Jungen} - \mu_{Mädchen} \neq 0$). Der Signifikanztest überprüft nun, ob die Nullhypothese verworfen werden kann (mit einer bestimmten Irrtumswahrscheinlichkeit). Die Prüfverteilung ist bei Mittelwertvergleichen die t-Verteilung, die bei einer ausreichend großen Fallzahl (Daumenregel: df>120 mit df $= n_1 + n_2 - 2$) der z-Verteilung entspricht (Schritt 2). Das Signifikanzniveau wird üblicherweise auf $p<0{,}05$ (d. h. eine Irrtumswahrscheinlichkeit von maximal 5 %) angesetzt (Schritt 3). Die Teststatistik lautet nun (bei df>120):

$$z_{empirisch} = \frac{\bar{x}_1 - \bar{x}_2}{SE_{(\bar{x}_1 - \bar{x}_2)}}$$

Im Zähler wird demnach schlicht der Mittelwertunterschied zwischen den beiden Gruppen abgetragen. Dieser wird in Relation zur Präzision der Stichproben, d. h. dem Standardfehler (SE), gesetzt mit:

$$SE_{(\bar{x}_1 - \bar{x}_2)} = \sqrt{\frac{s_1^2}{n_1} + \frac{s_2^2}{n_2}}$$

Im letzten Schritt wird dann über die Ablehnung oder Annahme der Nullhypothese entschieden. Die Nullhypothese ist verworfen, wenn gilt:

$$|z_{emp.}| > |z_{kritisch}|$$

Bei einem Signifikanzniveau von 5 % muss demnach der empirische z-Wert größer als 1,96 (bzw. kleiner als –1,96) sein.

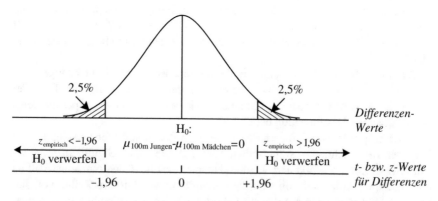

Abb. 6.1 Signifikanztests als Mittelwertvergleich der Sprintleistung von Jungen und Mädchen bei df>120 und 5 % Irrtumswahrscheinlichkeit (in Anlehnung an Urban und Mayerl 2018, S. 151)

Nach dieser Verfahrenslogik können alle möglichen Unterschiedshypothesen geprüft werden. Für den Test auf Gruppenunterschiede in Anteilen (z. B. Anteile an Mitgliedschaften in Sportvereinen) gilt dann analog zu oben (wieder mit z-Verteilung):

$$z_{empirisch} = \frac{p_1 - p_2}{SE_{(p_1 - p_2)}}$$

mit einem Standardfehler von:

$$SE_{(p_1 - p_2)} = \sqrt{\frac{p_1(1 - p_1)}{n_1} + \frac{p_2(1 - p_2)}{n_2}}$$

Wichtig ist zu beachten, dass die Anwendungsvoraussetzungen von t-, z- und F-Tests hinsichtlich Varianzhomogenität und Normalverteilung (z. B. Schiefe und Kurtosis oder Kolmogorov-Smirnov-Statistik; vgl. Urban und Mayerl 2018, S. 192) *stets* zu prüfen sind (Bortz und Schuster 2010, S. 128 ff.).

6.2 Bivariate Assoziationsmaße

Mit bivariaten statistischen Analysen wird der *statistische Zusammenhang* – auch *Assoziation* oder *Korrelation* genannt – zwischen genau *zwei* Merkmalen (Variablen) untersucht. Ziel ist dabei die Darstellung der *Stärke* und *Richtung* eines Zusammenhangs mittels einer einzigen Maßzahl – den *Assoziationsmaßen* oder *Korrelationskoeffizienten*. Diese werden in einem standardisierten Wertebereich angegeben, wobei 0 bedeutet, dass kein Zusammenhang vorliegt, wohingegen +1,0 einen perfekt positiven Zusammenhang charakterisiert („Ein hoher Wert in Merkmal A geht mit einem hohen Wert in Merkmal B einher"). Je näher ein Assoziationsmaß sich dem Maximalwert +1,0 nähert, desto stärker ist der Zusammenhang.

Je nach Skalenniveau der beiden beteiligten Variablen gibt es unterschiedliche Maßzahlen. Entsprechend sind auch die nachfolgenden Unterabschnitte angeordnet. Assoziationsmaße für ordinale und metrische Daten können zudem in ihrer *Einflussrichtung* auch negative Werte bis mindestens –1,0 annehmen. Ein perfekt negativer Zusammenhang –1,0 bedeutet dann „Ein hoher Wert in Merkmal A geht mit einem niedrigen Wert in Merkmal B einher".

Zu unterscheiden sind *gerichtete kausale* Zusammenhänge von *ungerichteten korrelativen* Zusammenhängen. Während die kausale Beziehung den Einfluss einer unabhängigen Variable (Ursache) auf eine abhängige Variable (Wirkung) bezeichnet, meint eine korrelative Beziehung, dass zwei Variablen zwar statistisch assoziiert sind, ohne dass jedoch eine von beiden als abhängig oder unabhängig bestimmt werden könnte (oder wird). Einen groben Überblick über gerichtete und ungerichtete Assoziationsmaße geben Bortz und Schuster (2010).

Mögliche Richtwerte zur Interpretation der Stärke eines Zusammenhangs bei Assoziationsmaßen

$< |0,1|$: Sehr schwacher Zusammenhang, inhaltlich zumeist unbedeutend
$\geq |0,1|$ bis $< |0,3|$: Schwacher Zusammenhang
$\geq |0,3|$ bis $< |0,5|$: Mittelstarker Zusammenhang
$\geq |0,5|$ bis $< |0,7|$: Starker Zusammenhang
$\geq |0,7|$ bis $< |0,9|$: Sehr starker Zusammenhang
$\geq |0,9|$: Annähernd perfekter Zusammenhang

Bei nominal und ordinal skalierten Variablen ist die Kreuztabelle Ausgangspunkt einer jeden bivariaten Korrelationsanalyse (Tab. 6.1). Die Randhäufigkeiten n_i (Zeilen) bzw. n_j (Spalten) ergeben in Summe die Gesamtfallzahl n. Für jede Zelle kann neben den absoluten Zellenhäufigkeiten f_{ij} ($i = $ Zeilen, $j = $ Spalten) auch die Zeilen- und Spaltenprozentuierung angegeben werden. Wichtig ist dabei bei gerichteten Zusammenhängen (wenn X als unabhängige Variable kausal auf die abhängige Variable Y wirkt), dass X stets in den Spalten dargestellt wird und nur die Spaltenprozente inhaltlich interpretiert werden.

Chi²-Test (mindestens nominales Skalenniveau)
Assoziationsmaße für nominal skalierte Variablen können nur einen Wertebereich von ≥ 0 erreichen. 0 bedeutet dabei, dass die beiden Variablen überhaupt nicht statistisch zusammenhängen. Die meisten nominalen Assoziationsmaße beruhen auf der Maßzahl *Chi²* (χ^2).

Tab. 6.2 zeigt den Zusammenhang zwischen Geschlecht und Mitgliedschaft in einem Sportverein mit Daten der Studie ALLBUS 2018. Informativ ist vor der

Tab. 6.1 Allgemeine Struktur einer Kreuztabelle

		Variable X				
		x_1	x_2	...	x_j	
	y_1	f_{11}	f_{12}	...	f_{1j}	$n_{1.}$
Variable Y	y_2	f_{21}	f_{22}	...	f_{2j}	$n_{2.}$
	...	...	...	...	...	...
	y_i	f_{i1}	f_{i2}	...	f_{ij}	$n_{i.}$
		$n_{.1}$	$n_{.2}$	...	$n_{.j}$	n

$i = $ Zeilen; $j = $ Spalten

Tab. 6.2 Zusammenhang zwischen Geschlecht und Vereinsmitgliedschaft (Daten: ALLBUS 2018)

Mitgliedsstatus: Sportverein		Geschlecht		Gesamt
		1 Männlich	2 Weiblich	
1 kein Mitglied	Anzahl (f_{ij})	1138	1209	2347
	Erwartete Anzahl (f_{eij})	1196,1	1150,9	2347,0
	Spaltenprozent	64,3 %	71,0 %	67,5 %
2 passives Mitglied	Anzahl (f_{ij})	200	90	290
	Erwartete Anzahl (f_{eij})	147,8	142,2	290,0
	Spaltenprozent	11,3 %	5,3 %	8,3 %
3 aktives Mitglied	Anzahl (f_{ij})	404	392	796
	Erwartete Anzahl (f_{eij})	405,7	390,3	796,0
	Spaltenprozent	22,8 %	23,0 %	22,9 %
4 Ehrenamt	Anzahl (f_{ij})	29	13	42
	Erwartete Anzahl (f_{eij})	21,4	20,6	42,0
	Spaltenprozent	1,6 %	0,8 %	1,2 %
Gesamt	Anzahl (f_{ij})	1771	1704	3475
	Erwartete Anzahl (f_{eij})	1771,0	1704,0	3475,0
	Spaltenprozent	100,0 %	100,0 %	100,0 %

Berechnung der Korrelationsmaße ein erster Blick auf die Prozentwerte, hier auf die Spaltenprozente (bei einem Zusammenhang zwischen Geschlecht und Mitgliedsstatus ist von einem gerichteten Einfluss von Geschlecht X auf Mitgliedsstatus Y auszugehen, sodass Zeilenprozente nicht zielführend wären). Demnach unterscheiden sich Frauen und Männer insbesondere darin, dass Frauen einen 6,7 % höheren Anteil an Personen ohne Mitgliedschaft aufweisen (71 % vs. 64,3 %), während Männer einen um 6 % höheren Anteil an passiven Mitgliedern haben (5,3 % vs. 11,3 %). Ein gewisser Zusammenhang zwischen Geschlecht und Mitgliedschaft lässt sich demnach bereits erkennen, was nun in ein Korrelationsmaß überführt werden soll.

Das Assoziationsmaß Chi^2 wird durch einen Vergleich der *Kontingenztabelle* mit der *Indifferenztabelle* gebildet. Die Kontingenztabelle ist der Ausgangspunkt der Analyse und entspricht schlicht der Kreuztabelle mit den empirisch beobachteten Häufigkeiten der bivariaten Verteilung. Aus dieser Kreuztabelle wird die Indifferenztabelle generiert, die nur auf den Randverteilungen der Kontingenztabelle beruht und die *erwarteten Häufigkeiten bei Unabhängigkeit* der beiden Variablen enthält.

Sprich: Die Indifferenztabelle enthält die Häufigkeiten, die erwartet werden würden, wenn die beiden Variablen überhaupt nicht korrelieren (also indifferent sind). Je größer nun die Differenz zwischen empirischer Kontingenztabelle und Indifferenztabelle ist, desto größer ist der Zusammenhang zwischen den beiden Variablen. Auf dieser Logik beruht der Chi^2-Koeffizient.

Die erwarteten Häufigkeiten bei Unabhängigkeit (f_{eij}) ergeben sich schlicht durch Multiplikation der Randhäufigkeiten geteilt durch die Stichprobengröße:

$$f_{eij} = \frac{n_i \cdot n_j}{n}$$

In der Zeile „Erwartete Anzahl" in Tab. 6.2 sind die f_{eij}-Werte der Indifferenztabelle abgetragen (z. B. im Fall der ersten Zelle: $f_{e11} = 2347 * 1771/3475 = 1196, 1$).

Chi^2 wird nun als Summe der Abweichungen zwischen der empirisch gemessenen bivariaten Verteilung *(Kontingenzmatrix)* von der aufgrund der Randverteilungen theoretisch zu erwartenden bivariaten Verteilung *(Indifferenzmatrix)* berechnet:

$$\chi^2 = \sum \frac{(f_{eij} - f_{bij})^2}{f_{eij}}$$

Im Beispiel aus Tab. 6.2 ergibt sich ein Chi^2-Wert von (Abweichungen durch Rundungsfehler):

$$\chi^2 = \sum \frac{(f_{eij} - f_{bij})^2}{f_{eij}} = \frac{(1196,1 - 1138)^2}{1196,1} + \frac{(147,8 - 200)^2}{147,8}$$
$$+ \frac{(405,7 - 404)^2}{405,7} + \frac{(21,4 - 29)^2}{21,4}$$
$$+ \frac{(1150,9 - 1209)^2}{1150,9} + \frac{(142,2 - 90)^2}{142,2}$$
$$+ \frac{(390,3 - 392)^2}{390,3} + \frac{(20,6 - 13)^2}{20,6} = 48,87$$

Ein Chi^2-Wert von 48,87 bedeutet inhaltlich zunächst, dass in der Stichprobe ein Zusammenhang zwischen Geschlecht und Sportvereinsmitgliedschaft vorliegt, da Chi^2 merklich über 0,0 liegt. Es könnte aber auch sein, dass dieses Ergebnis aufgrund der Zufallsstichprobe rein zufällig aufgetreten ist und in der Population überhaupt kein Zusammenhang besteht. Um dies herauszufinden, kann ein Signifikanztest durchgeführt werden. In diesem Falle handelt es sich um einen Chi^2-Signifikanztest mit den beiden folgenden Hypothesen:

H_0: $\chi^2 = 0$ („d. h., es besteht kein Zusammenhang")
H_A: $\chi^2 > 0$ („d. h., es besteht ein Zusammenhang")

Legen wir die Irrtumswahrscheinlichkeit wie im Allgemeinen üblich auf 5 % fest. Der kritische Chi^2-Wert muss nun lediglich aus einer beliebigen Chi^2-Tabellierung entnommen werden (Sahner 2008). Bei 3 Freiheitsgraden *(degrees of freedom, df;* im Fall von Chi-Signifikanztests mit df = [Spaltenanzahl − 1] × [Zeilenanzahl − 1]; hier: df = [2 − 1] × [4 − 1] = 3) kann der kritische Chi^2-Wert von Chi$^2_{kritisch} = 7,82$

abgelesen werden. Die Nullhypothese wird dann verworfen, wenn der empirische Chi^2-Wert größer als der kritische Chi^2-Wert ist. Dies ist hier der Fall:

$$Chi^2_{emp.} > Chi^2_{kritisch}$$

$$48{,}87 > 7{,}82$$

Demnach ist der gefundene Zusammenhang zwischen Geschlecht und Sportvereinsmitgliedschaft (mit einer Irrtumswahrscheinlichkeit von 5 %) nicht zufällig in der Stichprobe entstanden. Vielmehr kann davon ausgegangen werden, dass in der Population ein Zusammenhang zwischen Geschlecht und Sportvereinsmitgliedschaft besteht – aber wieder mit 5 % Wahrscheinlichkeit, dass dies ein Irrtum ist und in der Population tatsächlich gar kein Zusammenhang vorliegt. Der empirisch gefundene Zusammenhang zwischen Geschlecht und Sportvereinsmitgliedschaft gilt als „statistisch signifikant" auf 5 % Signifikanzniveau.

Dass ein statistisch signifikanter ($p < 0{,}05$) Zusammenhang zwischen Geschlecht und Sportvereinsmitgliedschaft besteht, sagt aber noch nichts darüber aus, wie stark diese Korrelation ist. Zwei Probleme der Maßzahl Chi^2 in diesem Zusammenhang sind, dass Chi^2 steigt, je größer n ist, und dass Chi^2 einen Wertebereich von 0 bis $+\infty$ annehmen kann, sodass anhand der Höhe des Chi^2-Wertes nicht gesagt werden kann, wie stark ein Zusammenhang ist (nur ob er größer 0 ist oder nicht). Daher wurde eine Vielzahl an *Chi^2-basierten Assoziationsmaßen* vorgeschlagen, die Chi^2 in unterschiedlicher Weise in einen Wertebereich von 0 bis $+1$ transformieren und dadurch leichter zu interpretieren sind.

Die wichtigsten Chi^2-basierten Assoziationsmaße für nominale Variablen (Benninghaus 2007) sind Phi, Cramers V und der Kontingenzkoeffizient nach Pearson. Alle drei Korrelationskoeffizienten haben gemeinsam, dass diese durch Division mit n die Fallzahlabhängigkeit bereinigen sowie durch das Ziehen der Wurzel den Wertebereich normieren: Alle drei Korrelationsmaße nehmen nunmehr einen Wertebereich von 0 (Unabhängigkeit) bis 1,0 (perfekter Zusammenhang) an. Bei allen drei Maßzahlen liegt die Korrelation zwischen Geschlecht und Vereinsmitgliedschaft in unserem Beispiel in einem Wertebereich von ca. 0,12 bis 0,17 (s. u.) – demnach liegt eine nur schwache Korrelation zwischen Geschlecht und Vereinsmitgliedschaft in einem Sportverein vor. Dies war in Tab. 6.2 bereits den Spaltenprozenten zu entnehmen, denen zufolge Frauen eine etwas stärkere Neigung zu keiner Mitgliedschaft haben (71,0 %) im Vergleich zu Männern (64,3 %). Das Korrelationsmaß drückt die Stärke dieses Zusammenhangs lediglich noch in einem normierten Wertebereich aus.

1. *Phi (Φ)* (ungerichtet)

$$\varphi = \sqrt{\frac{\chi^2}{n}} = \sqrt{\frac{48{,}87}{3475}} = 0{,}119$$

2. *Cramers V* (ungerichtet)

$$V = \sqrt{\frac{\chi^2}{n \cdot \min(\text{row} - 1, \text{column} - 1)}} = \sqrt{\frac{48{,}87}{3475 \cdot (2 - 1)}} = 0{,}119$$

3. *Kontingenzkoeffizient C* bzw. C_{korr} (ungerichtet)

$$C = \sqrt{\frac{\chi^2}{\chi^2 + n}} = \sqrt{\frac{48{,}87}{48{,}87 + 3475}} = 0{,}118$$

bzw. $C_{\text{korr}} = \frac{C}{C_{\text{max}}} = \frac{0{,}118}{0{,}707} = 0{,}167$ mit $C_{\text{max}} = \sqrt{\frac{k-1}{k}} = \sqrt{\frac{2-1}{2}} = 0{,}707$ mit k = min(r, c)

Analog zum aufgezeigten Signifikanztest für Chi^2 kann zudem die Signifikanz für jedes einzelne der gezeigten Korrelationsmaße ermittelt werden (in der Regel sind dies *t*- bzw. *z*-Tests).

Gamma und Rangkorrelation (Spearmans Rho) (mindestens ordinales Skalenniveau)
Erreichen Variablen mindestens ordinales Skalenniveau, dann spielt auch die Richtung des Zusammenhangs eine Rolle, und der Wertebereich dieser Koeffizienten reicht i. d. R. von −1 (perfekt negativer Zusammenhang) über 0 (kein Zusammenhang) bis +1 (perfekt positiver Zusammenhang). Klassische ordinale Korrelationsmaße basieren auf einem Paarvergleich, bei dem jedes mögliche Paar an Merkmalsträgern dahingehend untersucht wird, ob die beiden Personen ein konkordantes Paar bilden (d. h., zwei Merkmalsträger weisen im Hinblick auf die ordinalskalierten Variablen *X* und *Y* dieselbe Rangordnung auf; z. B. wenn Berta in Mathematik (*X*) und Physik (*Y*) bessere Schulnoten hat als Anton) oder ob diese ein diskordantes Paar bilden (d. h., zwei Merkmalsträger weisen im Hinblick auf die ordinalskalierten Variablen *X* und *Y* eine unterschiedliche Rangordnung auf; z. B. wenn Anton in Mathematik besser ist, aber Berta in Physik). Ein geläufiges Korrelationsmaß ist *Gamma,* das schlicht auf der Differenz zwischen der Anzahl an konkordanten Paaren (n_c) und der Anzahl an diskordanten Paaren (n_d) beruht (vgl. zur Ermittlung von n_c und n_d ausführlich Benninghaus 2007). Überwiegt die Anzahl konkordanter Paare, dann wird die Korrelation positiv (gleiche Rangfolgen), und überwiegt die Anzahl diskordanter Paaren (unterschiedliche Rangfolgen), dann wird das Maß entsprechend negativ:

$$\gamma = \frac{n_c - n_d}{n_c + n_d}$$

Weitere Korrelationsmaße, die auf diesem Paarvergleich beruhen, sind u. a. Kendalls Tau-a, Tau-b und Tau-c, oder Somers d. Ein maßgeblicher Unterschied zwischen diesen Maßen besteht darin, wie mit den sog. Ties umgegangen wird. Mit Ties bezeichnet man Paare, bei denen die beiden Merkmalsträger im Hinblick auf die ordinalskalierten Variablen *X* und *Y* keine Rangordnung aufweisen, d. h., wenn diese jeweils dieselben Werte aufweisen (vgl. hierzu Benninghaus 2007).

Ein in der Forschungspraxis nach wie vor sehr beliebtes ordinales Assoziationsmaß, das nicht auf Paarvergleichen beruht, ist *Spearmans Rangkorrelation* (auch *Spe-*

armans Rho genannt). Dabei werden alle Beobachtungseinheiten für jede Variable getrennt in eine Rangfolge gebracht und sodann die *Rangfolgedifferenzen* gebildet. Wenn Spearmans Rho den Wert +1 annimmt, so sind die beiden Rangfolgen identisch, bei −1 sind die Rangfolgen genau umgekehrt, und 0 bedeutet wie immer, dass kein Zusammenhang besteht. Die Formel für die Rangkorrelation lautet:

$$r_s = 1 - \frac{6 \sum d_i^2}{n(n^2 - 1)} \text{ mit } d_i : \text{Rangplatzdifferenz}$$

Nachfolgend soll dies am Zusammenhang zwischen dem Marktwert der Spieler der Bundesliga-Mannschaften vor dem ersten Spieltag (Saison 2018/2019) und der Platzierung in der finalen Tabelle zum Saisonabschluss veranschaulicht werden. Dazu werden die quadrierten Rangplatzdifferenzen im Marktwert und Tabellenplatz ermittelt (vgl. Spalte 6 in Tab. 6.3).

Dies ergibt eine Rangkorrelation von:

$$r_s = 1 - \frac{6 \sum d_i^2}{n(n^2 - 1)} = 1 - \frac{6 \sum 274}{18(18^2 - 1)} = 0{,}72$$

Marktwert und Tabellenplatz korrelieren demzufolge mit $r_s = 0{,}72$ stark positiv. Ein häufig übergangenes Problem dieses Koeffizienten besteht jedoch darin, dass mit Berechnung der Rangfolgedifferenzen implizit angenommen wird, dass die Abstände zwischen zwei verschiedenen Rangplätzen als gleich groß behandelt werden können, auch wenn dies empirisch selten zutrifft – so auch im Beispiel in Tab. 6.3: Die Abstände der Vereine hinsichtlich ihrer Marktwerte in Mio. Euro sind keinesfalls gleich groß (Spalte 2), was auf die Saisonpunktzahl ebenso zutrifft (Spalte 4).

Pearsons Produkt-Moment-Korrelation *r* (metrisches Skalenniveau)
Zur grafischen Darstellung von bivariaten Zusammenhängen zwischen zwei metrisch skalierten Variablen wird das *Streudiagramm* eingesetzt. Die *X*-Variable wird dabei auf der X-Achse dargestellt und die *Y*-Variable entsprechend auf der Y-Achse. Abb. 6.2 zeigt beispielhaft den Zusammenhang von Marktwert (*X*) und Saisonpunktzahl (*Y*) der 18 Fußball-Bundesligisten aus der Saison 2018/2019 mit den metrischen Werten aus Tab. 6.3 (Spalte 2 und 4).

$$\bar{x} = 209{,}86$$
$$\bar{y} = 46{,}94$$

Nachfolgend werden die beiden wichtigsten Verfahren für bivariate statistische Zusammenhänge zwischen metrischen Variablen dargestellt: *Pearsons Produkt-Moment-Korrelation* und die *bivariate Regressionsanalyse*.

Logischer Ausgangspunkt und Berechnungsgrundlage des Pearson'schen Korrelationskoeffizienten ist die *Kovarianz* (s_{xy}) zwischen zwei metrischen Variablen

Tab. 6.3 Zusammenhang zwischen Marktwertplatzierung und Tabellenplatz in der Bundesliga-Saison 2018/2019 (Daten aus transfermarkt.de)

	(1)	(2)	(3)	(4)	(5)	(6)
Verein	Marktwert-platzierung	Marktwert (in Mio. €)	Tabellen-platz	Saison-punktzahl	d_i (1)–(3)	d_i^2 [(1)–(3)]^2
Bayern München	1	827,80	1	78	0	0
Borussia Dortmund	2	412,30	2	76	0	0
Bayer 04 Leverkusen	3	364,70	4	58	−1	1
RB Leipzig	4	316,00	3	66	1	1
FC Schalke 04	5	256,40	14	33	−9	81
TSG Hoffenheim	6	214,85	9	51	−3	9
Borussia M'gladbach	7	209,65	5	55	2	4
VfB Stuttgart	8	165,10	16	28	−8	64
VfL Wolfsburg	9	148,25	6	55	3	9
Eintracht Frankfurt	10	148,00	7	54	3	9
Hertha BSC	11	135,53	11	43	0	0
Werder Bremen	12	118,40	8	53	4	16
1. FSV Mainz 05	13	101,95	12	43	1	1
FC Augsburg	14	100,80	15	32	−1	1
Hannover 96	15	91,50	17	21	−2	4
SC Freiburg	16	85,65	13	36	3	9
1. FC Nürnberg	17	41,60	18	19	−1	1
Fortuna Düsseldorf	18	38,95	10	44	8	64
Summe	–			–	0	274

X und Y. Bei der Kovarianz geht es darum, dass ein jeder Beobachtungsfall nicht nur einen Messwert auf einer Variable über oder unter deren Mittelwert aufweist (aus der gemittelten Summe der quadrierten Abweichungen um den Mittelwert entsteht die *Varianz* dieser Variablen), sondern auch bei einer zweiten Variable

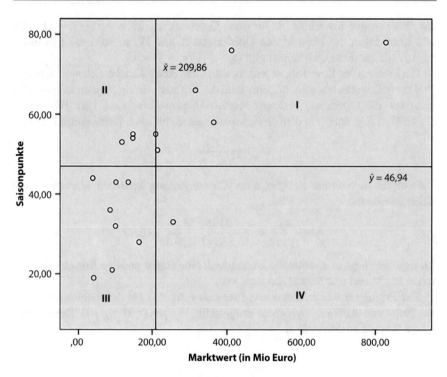

Abb. 6.2 Streudiagramm von Marktwert und Saisonpunkten der 18 Fußball-Bundesligisten aus der Saison 2018/2019

über oder unter deren Mittelwert liegt. So kann für jeden Beobachtungsfall die *Kombination* betrachtet werden, ob der Beobachtungsfall in beiden Variablen über oder unter dem jeweiligen Mittelwert liegt. In diesem Sinne *kovariieren* nun die beiden Variablen. Die Formel für die Kovarianz lautet entsprechend:

$$\text{cov}(X, Y) = s_{xy} = \frac{\sum_{i=1}^{n} (x_i - \bar{x})(y_i - \bar{y})}{n}$$

In unserem Beispiel zur Korrelation zwischen Marktwert und Saisonpunktzahl beträgt die Kovarianz (die Beobachtungswerte x_i und y_i stammen aus Tab. 6.3):

$$s_{xy} = \frac{(827{,}80 - 209{,}857)(78 - 46{,}944) + \ldots + (38{,}95 - 209{,}857)(44 - 46{,}944)}{18}$$

$$= +2195{,}658$$

Entsprechend liegt in unserem Beispiel eine positive Kovarianz zwischen Marktwert und Saisonpunktzahl vor.

In Abb. 6.2 wird das Streudiagramm mit den Mittelwerten von X und Y sowie den sich daraus ergebenden vier Quadranten abgebildet. Es gilt nun die einfache Regel: Ist die Mehrzahl der Fälle in den Quadranten I *und* III, so handelt es sich um eine positive Kovarianz (da für diese Quadranten gilt: $(x_i - \bar{x}) \cdot (y_i - \bar{y}) > 0$), und überwiegen die Fälle in den Quadranten II *und* IV, so wird die Kovarianz negativ (da für diese Quadranten gilt: $(x_i - \bar{x}) \cdot (y_i - \bar{y}) < 0$).

Ein Problem der Kovarianz ist jedoch, dass diese einen Wertebereich von minus bis plus unendlich annehmen kann. Daher wird die Kovarianz in ein *standardisiertes Maß* überführt, die sogenannte *Pearsons Produkt-Moment-Korrelation,* kurz *Pearsons r.* Dieser Wert liegt wieder in dem für Assoziationsmaße üblichen Wertebereich [–1; +1]:

$$r = \frac{s_{xy}}{s_x \cdot s_y}$$

Dies ergibt in unserem Beispiel zum Zusammenhang zwischen Marktwert und Saisonpunktzahl:

$$r = \frac{s_{xy}}{s_x \cdot s_y} = \frac{2195{,}658}{16{,}528 \cdot 181{,}701} = 0{,}73$$

Im Ergebnis liegt in unserer Studie demnach eine starke positive Korrelation zwischen Marktwert und Saisonpunktzahl vor.

Zur Prüfung der Signifikanz von Pearsons *r* werden für den zweiseitigen Test die Null- und Alternativhypothese aufgestellt: H_0: $\rho = 0$; H_A: $\rho \neq 0$. Der empirische *t*-Wert ist zu ermitteln als:

$$t_{emp.} = r \frac{\sqrt{n-2}}{\sqrt{1-r^2}}$$

Die Nullhypothese wird mit 5 %-iger Irrtumswahrscheinlichkeit abgelehnt, wenn gilt: $|t_{emp.}| > |t_{kritisch}|$.

Bei mehr als 120 Freiheitsgraden (mit $df = n–2$) beträgt der zu schlagende kritische *t*-Wert wieder |1,96|. In unserem Beispiel mit einer Korrelation von r = 0,73 und n = 18 ergibt sich ein empirischer Testwert von 4,27. Da dieser deutlich höher ist als der kritische t-Wert, gilt die Korrelation zwischen Marktwert und Saisonpunktzahl als statistisch signifikant (mit *p*<0,05).

Bivariate lineare Regressionsanalyse (abhängige Variable metrisches Skalenniveau)
Ziel der *bivariaten Regressionsanalyse* ist die empirische Überprüfung einer *Kausalhypothese* (je … *X*, desto … *Y*). Dabei sollte sowohl die *X*- als auch die *Y*-Variable metrisch skaliert sein, mindestens aber die *Y*-Variable (Urban und Mayerl 2018, S. 14). *Regression* bedeutet dabei *Zurückführung,* d. h., es wird ein Phänomen *Y* auf bestimmte Ursachen *X* zurückgeführt. Man spricht daher auch von einer *Regression von Y auf X,* was gleichbedeutend ist mit einem *kausalen Effekt von X auf Y.* Da dieser Zusammenhang selten deterministisch ist und folglich immer noch *Dritt- bzw. Störvariablen* (*U;* auch *Residuen* genannt) wirken, die neben *X* Einfluss auf *Y* ausüben, gilt: $Y = f(X, U)$.

Die Regressionsanalyse geht dabei zunächst davon aus, dass die funktionale Beziehung zwischen *X* und *Y* *linear* ist. Daher spricht man auch von der linearen Regressionsanalyse mit der allgemeinen Regressionsgleichung: $Y_i = a + bX_i + U_i$.

Abb. 6.3 verdeutlicht die Regressionskoeffizienten *a* und *b* sowie die Residuen *U*.

- Der Regressionskoeffizient *a* ist der Y-Achsenabschnitt *(intercept)*. Dieser gibt den geschätzten Schnittpunkt der Regressionsgerade mit der Y-Achse an und entspricht der geschätzten Höhe von *Y*, wenn *X* den Wert 0 annimmt.
- Der *b*-Koeffizient ist der sog. Steigungskoeffizient *(slope)* und gibt die geschätzte Steigung der Regressionsgeraden über den kompletten Wertebereich von *X* an. Der Regressionskoeffizient *b* berichtet über das Ausmaß der zu erwartenden Veränderung in *Y*, wenn *X* um *eine empirische Einheit* ansteigt. Der *b*-Koeffizient informiert dabei sowohl über die Einflussstärke (je flacher die Regressionsgerade ist, desto schwächer ist der Einfluss) als auch über die Einflussrichtung (bei einem positiven *b*-Wert steigen die *Y*-Werte mit zunehmenden *X*-Werten an, während bei einem negativen *b*-Wert die *Y*-Werte mit zunehmenden *X*-Werten abnehmen).
- Mithilfe der Regressionsgeraden kann für jeden *X*-Wert ein modellspezifischer *Y*-Wert geschätzt werden (Schätzwerte $\hat{Y}_i$). Die Schätzwerte für die abhängige Variable ergeben sich dann als: $\hat{Y}_i = a + bX_i$.

Die Ermittlung der Koeffizienten in der klassischen linearen Regression erfolgt mittels der sog. OLS-Schätzung (OLS = Ordinary Least Squares;

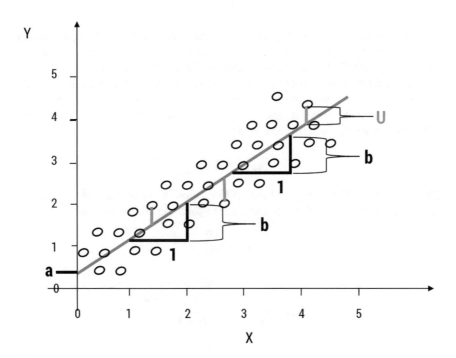

Abb. 6.3 Regressionsgerade in der bivariaten Regression

Kleinst-Quadrate-Methode). Der Name dieses Schätzverfahrens stammt daher, dass die Regressionsgerade so bestimmt wird, dass die Summe der quadrierten Residuen ($\sum U_i^2$), d. h. der Abweichungen der empirisch beobachteten Y-Werte von den mittels Regressionsgerade gewonnenen Schätzwerten $\hat{Y}$, am geringsten ist ($\sum U_i^2 = \sum(Y_i - \hat{Y}_i)^2$).

Formal ergeben sich die b- und a-Koeffizienten wie folgt (vgl. ausführlich Urban und Mayerl 2018, S. 39 ff.):

$$b = \frac{\frac{\sum_{i=1}^{n}(X_i - \bar{X})(Y_i - \bar{Y})}{n}}{\frac{\sum_{i=1}^{n}(X_i - \bar{X})^2}{n}} = \frac{Cov(X, Y)}{Var(X)}$$

$$a = \bar{Y} - b * \bar{X}$$

Da die Höhe des geschätzten unstandardisierten b-Koeffizienten auch von der empirischen Skalierung der X- und Y-Variable abhängt, wird in der Forschungspraxis häufig zusätzlich der standardisierte Regressionskoeffizient b^* berichtet (z. T. auch Beta-Koeffizient genannt). Dieser ist auf einen Wertebereich von -1 bis $+1$ standardisiert (-1: perfekt negativer Zusammenhang; 0: kein Zusammenhang; $+1$: perfekt positiver Zusammenhang), was im multivariaten Regressionsmodell auch einen Vergleich der Effektstärke unterschiedlich skalierter X-Variablen innerhalb eines Regressionsmodells erlaubt:

$$b_{yx}^* = b_{yx} \frac{S_x}{S_y}$$

Statistisch betrachtet besagt b^*, dass sich Y um b^*-Standardabweichungseinheiten verändert, wenn X um eine Standardabweichungseinheit ansteigt. Inhaltlich-substanziell wird b^* als Einflussstärke einer X-Variable interpretiert.

Zur Prüfung der Signifikanz des b-Koeffizienten wird wieder ein t- bzw. z-Test verwendet mit den Testhypothesen H_0: $\beta = 0$ und „H_A: $\beta \neq 0$" (hier als zweiseitiger Test). Der b-Koeffizient gilt als „statistisch signifikant", wenn der empirische t-Wert größer ist als der kritische t-Wert:

$$|t_{emp.}| > t_{kritisch}$$

Der empirische t-Wert entspricht dem b-Koeffizient dividiert durch den Standardfehler (d. h. dividiert durch die Präzision der Schätzung der Stichprobe):

$$t_{emp.} = \frac{b}{SE_b}$$

mit
$$SE_b = \sqrt{\frac{\sum(Y_i - \hat{Y}_i)^2 / (n - 2)}{\sum(X_i - \bar{X})^2}}$$

Der kritische t-Wert kann aus einer t-Tabellierung abgelesen werden (Urban und Mayerl 2018, S. 490 f.), abhängig von der festgelegten Irrtumswahrscheinlichkeit (i. d. R. 5 %, d. h. $p < 0,05$) und den Freiheitsgraden $FG = n - m$ (mit $n =$ Stichprobengröße und $m =$ Anzahl unabhängiger Variablen $+ 1$). Bei mehr als 120 Freiheitsgraden können als kritische t-Werte wieder die z-Werte 1,96 (5 % Signifikanzniveau) oder 2,58 (1 % Signifikanzniveau) verwendet werden.

Die statistische Erklärungskraft des Regressionsmodells wird mittels des Bestimmtheitsmaßes R^2 (auch Determinationskoeffizient genannt) bestimmt und dient als Gütemaß der Gesamtschätzung. R^2 gibt dabei an, zu welchem Anteil die Varianz von Y durch alle X-Variablen „erklärt" wurde (und entsprechend auch, zu welchem Anteil der Varianz von Y durch X nicht „erklärt" werden konnte):

$$R^2 = \frac{\text{„erklärt" Varianz}}{\text{Gesamtvarianz}} = \frac{\frac{1}{n}\sum_{i=1}^{n}(\hat{Y}_i - \bar{Y})^2}{\frac{1}{n}\sum_{i=1}^{n}(Y_i - \bar{Y})^2}$$

Häufig wird R^2 mit 100 multipliziert, um die Erklärungskraft in Prozent ausdrücken zu können. Der Wertebereich von R^2 erstreckt sich über mindestens 0,0 (0 %) bis maximal 1,0 (100 % „erklärte" Varianz).

Verdeutlichen wir die bivariate Regression anhand eines empirischen Beispiels zur statistischen Erklärung des subjektiv eingeschätzten Gesundheitszustands (Y; quasi-metrische fünfstufige Rating-Skala mit 1 „Schlecht" bis 5 „Sehr gut") durch die unabhängige Variable „aktive sportliche Betätigung" (X; quasi-metrische fünfstufige Rating-Skala mit 1 „Nie" bis 5 „Täglich"). Hierzu verwenden wir Daten der Studie ALLBUS 2014 (https://www.gesis.org/allbus/inhalte-suche/studienprofile-1980-bis-2018/2014) mit $n = 1744$ befragten Personen. Aus Tab. 6.4 können nen die Ergebnisse der bivariaten Regressionsschätzung entnommen werden.

Die empirische Regressionsgleichung ergibt sich gemäß Tab. 6.4 als:

$$\hat{Y}(\text{Gesundheitszustand}) = a + b\,X = 2,979 + 0,222\,(\text{Sport})$$

Inhaltlich bedeuten diese Schätzwerte:

- *a-Koeffizient:* Bei keinerlei sportlicher Betätigung ($X = 0$) beträgt die subjektive Gesundheit 2,98, was einer mittleren Gesundheit entspricht. Allerdings ist der a-Koeffizient hier mit höchster Vorsicht zu interpretieren, da die subjektive

Tab. 6.4 Bivariate Regression von Y (subjektiver Gesundheitszustand) auf X (aktive sportliche Betätigung) (Daten: ALLBUS 2014)

	Unstandardisierte Koeffizienten	Standardfehler (SE)	Standardisierter Regressionskoeffizient (b^*)	t	p
Konstante/Intercept	2,979	0,053		56,675	0,000
X: Aktive sportliche Betätigung	0,222	0,016	0,318	14,016	0,000

$R^2 = 0,101$; $n = 1744$

Gesundheit auf einer Skala von 1 bis 5 gemessen wurde, sodass ein Wert von 0 empirisch gar nicht auftreten kann. In diesem Fall sollten die X-Variablen vor der Regressionsschätzung reskaliert werden, sodass sie einen gültigen 0-Wert enthalten, z. B. mittels Mittelwertzentrierung (Urban und Mayerl 2018, S. 43 f.)

- *b-Koeffizient:* Mit dem Anstieg um eine empirische Einheit in der Skala zur Messung aktiver sportlicher Betätigung steigt die subjektive Gesundheit um 0,222 Einheiten.

- *b*-Koeffizient:* Der Einfluss sportlicher Betätigung auf die subjektive Gesundheit kann mit $b^* = 0{,}318$ als ein schwach bis mittelstarker positiver Effekt bezeichnet werden.

- *Signifikanz (t und p):* Der empirische t-Wert von 14,016 ist deutlich größer als der kritische t-Wert 1,96 (bei 5 % Signifikanzniveau und FG $= 1744 - 2 = 1742$), sodass der Einfluss von Sport auf die Gesundheit statistisch hochsignifikant ist (mit $p < 0{,}05$). Der p-Wert stellt die empirische Irrtumswahrscheinlichkeit dar. Liegt dieser p-Wert unter 0,05, dann gilt der Einfluss als statistisch signifikant mit 5 % Irrtumswahrscheinlichkeit.

- R^2-*Wert:* Ein R^2-Wert von 0,101 besagt, dass 10,1 % der Varianz der berichteten subjektiven Gesundheit durch aktive sportliche Betätigung „erklärt" werden. Entsprechend haben 89,1 % der Varianz der subjektiven Gesundheit nichts mit sportlicher Betätigung zu tun.

Nichtlineare Regressionsanalysen (z. B. binär-logistische Regressionsanalysen) können hier nicht behandelt werden, ebenso die statistischen Anwendungsvoraussetzungen der linearen Regression (siehe hierzu Urban und Mayerl 2018).

Die Ergebnisse einer Regressionsanalyse liefern Informationen zur *Einflussrichtung* und *Stärke* einer Variablenbeziehung (Sedlmeier und Renkewitz 2018; Urban und Mayerl 2018). Zudem liefert die Regressionsanalyse Informationen über die *Erklärungskraft* des Kausalmodells (siehe R^2 als Maß der *erklärten Varianz*).

Literatur

Benninghaus, H. (2007). *Deskriptive Statistik.* Wiesbaden: VS Verlag.

Bortz, J., & Schuster, C. (2010). *Statistik für Human- und Sozialwissenschaftler.* Berlin: Springer.

Sahner, H. (2008). *Schließende Statistik.* Wiesbaden: VS Verlag.

Sedlmeier, P., & Renkewitz, F. (2018). *Forschungsmethoden und Statistik für Psychologen und Sozialwissenschaftler.* München: Pearson Studium.

Urban, D., & Mayerl, J. (2018). *Angewandte Regressionsanalyse: Theorie, Technik und Praxis.* Wiesbaden: VS Verlag.

Multivariate statistische Verfahren

7

Jochen Mayerl, Michael Fröhlich, Andrea Pieter
und Wolfgang Kemmler

7.1 Grundlagen multivariater statistischer Verfahren

Die bisherigen bivariaten Analysen zum Zusammenhang zwischen zwei Variablen haben die Einflüsse von dritten Variablen nicht berücksichtigt. Die Frage ist nun: Besteht der Zusammenhang zwischen zwei Variablen auch dann noch, wenn eine bzw. mehrere weitere Variablen *kontrolliert* oder *konstant* gehalten werden? Dies kann auch als Test einer *Kausalitätsbedingung* verstanden werden: Im statistischen Sinne verlangt Kausalität *erstens,* dass die unabhängige Variable zeitlich der abhängigen vorausgeht, *zweitens,* dass ein statistischer Zusammenhang zwischen unabhängiger und abhängiger Variable besteht und *drittens,* dass dieser nach Kontrolle einer Drittvariable bestehen bleibt (Benninghaus 2007, S. 252). Für eine theoretische Kausalannahme muss zudem noch eine theoretische Begründung für den postulierten Zusammenhang vorliegen.

Die multivariate *Drittvariablenkontrolle* wird u. a. aus den folgenden Gründen durchgeführt:

1. Überprüfung einer statistischen Kausalitätsbedingung eines Zusammenhangs: Dieser muss bei Kontrolle von Drittvariablen bestehen bleiben.
2. Ermöglichen eines *härteren* Tests von Hypothesen, da sich die postulierten Ursachen nun auch gegen alternative Ursachen behaupten müssen.
3. Aufdeckung von *Scheinkorrelationen* oder *verdeckten Effekten:* Eine typische Scheinkorrelation ist der Zusammenhang zwischen der Anzahl nistender Störche und der Geburtenanzahl in der Wohnbevölkerung: Erst wenn die Urbanität des Wohnorts als Drittvariable (Z) kontrolliert wird, verschwindet der Storchanzahl-Geburten-Zusammenhang. Denn Störche nisten in ländlichen Gegenden, und in ländlichen Gegenden ist auch die Geburtenrate höher. Erst bei Kontrolle des X und Y ursächlich vorausgehenden (antezedierenden) Faktors Urbanität (Z) verschwindet der unplausible Einfluss der Anzahl nistender Störche auf die Geburtenrate.

© Springer-Verlag GmbH Deutschland, ein Teil von Springer Nature 2020
M. Fröhlich et al., *Einführung in die Methoden, Methodologie und Statistik im Sport,*
https://doi.org/10.1007/978-3-662-61039-8_7

4. Ermittlung von *reineren* Zusammenhängen, die nicht durch dritte Variablen zustande gekommen oder verzerrt worden sind.
5. Die komplexe soziale Realität erfordert die Kontrolle einer Vielzahl von Einflussfaktoren, um Fehlschlüsse zu vermeiden.

Abb. 7.1 zeigt einige *Typen von Drittvariablen*. Alle Fälle haben gemein, dass eine dritte Variable Z Einfluss auf den *X-Y*-Zusammenhang nimmt:

a) Der *X-Y*-Zusammenhang wird durch Z unterbrochen (*interveniert,* auch *Mediatoreffekt* genannt). *X* übt dann einen *indirekten,* durch Z vermittelten Effekt auf *Y* aus. Ein Beispiel wäre etwa die Annahme, dass sich das Sportengagement der Eltern in der Kindheit von Sportlern (*X*) nicht direkt auf die Leistung der Sportler (*Y*) auswirkt, sondern vermittelt wird über die Ausübung mehrerer Sportarten in der Kindheit der Sportler (*Z*). Solche Mediatoreffekte sind am besten mittels Pfadanalysen und Strukturgleichungsmodellen zu analysieren (vgl. Urban und Mayerl 2014).

b) Der *X-Y*-Zusammenhang wird durch *Z moderiert,* d. h., der *X-Y*-Zusammenhang gilt dann nur noch für bestimmte Bedingungen, die in *Z* bestimmt werden. Diese Moderation wird auch *Interaktion* genannt. Dies wäre z. B. dann der Fall, wenn sich die Spielleistung von Fußballern (*Y*) verbessert, wenn die Sportler ihr Trainingsprogramm optimieren (*X*), aber nur dann, wenn sie ihre Regenerationsphasen anpassen (*Z*). Zur Analyse von Moderatoreffek-

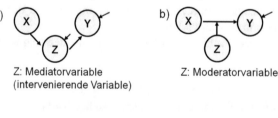

a)   b)

Z: Mediatorvariable   Z: Moderatorvariable
(intervenierende Variable)

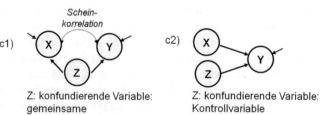

c1)   c2)

Z: konfundierende Variable: Z: konfundierende Variable:
gemeinsame   Kontrollvariable
antezedierende Variable
(Hintergrundvariable)

Abb. 7.1 Typen von Drittvariablen (Z)

ten können Interaktionseffekte in Regressionsanalysen integriert oder Multigruppenanalysen durchgeführt werden.

c1) *X* und *Y* sind Folgen derselben *antezedierenden* Drittvariablen *Z*, was dazu verhilft, eine *Scheinkorrelation* zwischen *X* und *Y* aufzudecken. Die *Z*-Variable „erklärt" dann den ursprünglich gefundenen *X*-*Y*-Zusammenhang. Dies ist beispielsweise der Fall, wenn extremer Ehrgeiz (*Z*) sowohl zu hohen Fähigkeiten im Fußball (*X*), aber auch zu Problemen in der Ehe führen sollte (*Y*) – die Korrelation zwischen Fußballleistung und Eheproblemen würde dann nur dadurch zustande kommen, dass beiden Variablen dieselbe Ursache zugrunde liegt.

c2) Der Einfluss von *X* auf *Y* verändert sich deutlich (z. B. Stärke oder Richtung) bei Kontrolle einer Drittvariable (dies nennt man *Auspartialisierung*). Die Spielleistung eines Fußballers (*Y*) hängt dann beispielsweise nicht nur von dessen Trainingsleistungen ab, sondern auch von anderen Faktoren wie Ernährung oder mentalen Einflussgrößen. Dies entspricht einer multivariaten Regressionsanalyse, wie sie nachfolgend näher vorgestellt wird.

7.2   Arten von multivariaten Verfahren

Im Fall von metrischen Variablen wird im *multivariaten linearen Regressionsmodell* die Gemeinsamkeit zwischen allen unabhängigen *X*-Variablen kontrolliert (dies entspricht dem Modell in Abb. 7.1c2). Die gemeinsamen Varianzanteile aller *X*-Variablen werden sozusagen „herausgerechnet" bzw. „bereinigt" (vgl. ausführlich Urban und Mayerl 2018). Im trivariaten Fall lautet die Regressionsgleichung: $Y_i = a + b_1X_{1i} + b_2X_{2i} + U_i$. Die allgemeine multiple Regressionsgleichung ist entsprechend (bei einer Anzahl von *k* *X*-Variablen):

$$Y_i = a + b_1X_{1i} + b_2X_{2i} + \ldots + b_kX_{ki} + U_i$$

Die Regressionskoeffizienten (b_1 und b_2 im trivariaten Fall) sind nunmehr *auspartialisierte* Effekte, sogenannte *partielle Regressionskoeffizienten*. Der partielle Regressionskoeffizient b_1 stellt den *kontrollierten* Effekt von X_1 auf *Y* dar, der *unabhängig* von X_2 ist (und Entsprechendes gilt für b_2 als kontrollierten Effekt von X_2). Verdeutlichen wir die Kontrollfunktion von Drittvariablen und die Auspartialisierung anhand unseres Beispiels zur statistischen Erklärung von subjektiver Gesundheit (*Y;* quasi-metrische fünfstufige Rating-Skala mit 1 „Schlecht" bis 5 „Sehr gut") durch das Lebensalter der befragten Person (X_1, in Jahren) und die aktive sportliche Betätigung (X_2; quasi-metrische fünfstufige Rating-Skala mit 1 „Nie" bis 5 „Täglich"). Die multivariate lineare Regressionsgleichung lautet entsprechend: $\hat{Y}(\text{Gesundheitszustand}) = a + b_1(\text{Alter}) + b_2(\text{Sport})$.

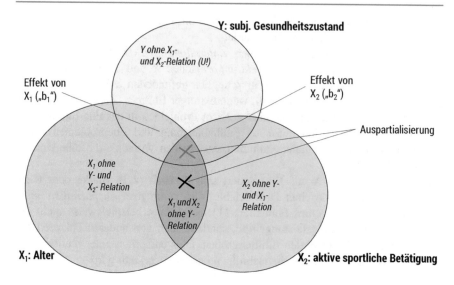

Abb. 7.2 Veranschaulichung der Auspartialisierung der *b*-Koeffizienten in einer trivariaten Regressionsanalyse

Abb. 7.2 stellt die drei Variablen zur Veranschaulichung als Kreise dar. Die Effekte von X_1 und X_2 auf Y sind nun insofern bereinigt, als dass die gemeinsame Schnittfläche von X_1 und X_2 „herausgerechnet" wird und der partielle b_j-Koeffizient denjenigen Effekt einer Variable darstellt, der unabhängig von übrigen *X*-Variablen ist. Auf unser Beispiel übertragen: Ältere Menschen treiben im Durchschnitt weniger Sport als jüngere Menschen (daher überschneiden sich die Kreise von X_1 und X_2). Insofern könnte ein bivariater Einfluss von sportlicher Betätigung auf subjektive Gesundheit ohne Kontrolle des Alters dadurch verzerrt sein, dass ein Teil des Effekts der sportlichen Betätigung durch das Alter einer Person verursacht wurde. Wird hingegen Alter als Kontrollvariable in das Regressionsmodell aufgenommen, dann stellt der auspartialisierte Effekt der sportlichen Betätigung denjenigen Effekt dar, der alleine von sportlicher Betätigung ausgeht, unabhängig vom Alter einer Person.

Die empirische multiple Regressionsgleichung lautet nunmehr mit den Schätzwerten aus Tab. 7.1:

$$\hat{Y}(\text{Gesundheitszustand}) = a + b_1(X_1) + b_2(X_2) = 4{,}012 - 0{,}018\,(\text{Alter})$$
$$+ 0{,}176\,(\text{Sport})$$

Wie bei einem Vergleich der Effekte von sportlicher Betätigung zwischen bivariater und multivariater Schätzung leicht zu erkennen ist, hat sich der Effekt (d. h. *b*-Koeffizient bzw. b^*-Koeffizient) der sportlichen Betätigung im multivariaten Fall leicht verringert (Dies muss jedoch nicht immer der Fall sein, denn Effekte können nach Aufnahme von Kontrollvariablen auch größer werden, vgl. sog. Suppressoreffekte; Urban und Mayerl 2018, S. 87 ff.). Diese Veränderung ist Resultat der geschilderten Auspartialisierung. Gleichwohl kann man

Tab. 7.1 Trivariate Regression von Y (subjektiver Gesundheitszustand) auf X_1 (Alter in Jahren) und X_2 (aktive sportliche Betätigung) (Daten: ALLBUS 2014)

	Unstandardisierte Koeffizienten	SE	b^*	p
Konstante/Intercept	4,012	0,089		0,000
Alter (in Jahren)	–0,018	0,001	–0,308	0,000
Aktive sportliche Betätigung (1–5)	0,176	0,015	0,252	0,000

$R^2 = 0,192$; $n = 1743$

inhaltlich-substanziell sagen, dass auch nach Kontrolle des Lebensalters einer Person deren sportliche Betätigung unabhängig vom Lebensalter einen positiven schwach bis mittelstarken ($b^* = 0,252$) sowie hochsignifikanten ($p < 0,05$) Einfluss auf die subjektive Gesundheit ausübt. Alter selbst zeigt einen signifikant negativen Effekt (mit $p < 0,05$), d. h., mit steigendem Alter sinkt die subjektive Gesundheit. Bei einem Vergleich der standardisierten Effekte zeigen beide X-Variablen eine ähnliche Effektstärke, wobei Alter einen minimal stärkeren Effekt auf die Gesundheit auszuüben scheint im Vergleich zu aktiver sportlicher Betätigung (–0,308 vs. 0,252).

Das dargestellte allgemeine multivariate Regressionsmodell ist Grundlage einer ganzen Reihe regressionsbasierter statistischer Verfahren, die sich nach ihrem Anwendungskontext unterscheiden (Tab. 7.2) (vgl. Wolf & Best 2010).

Neben den in Tab. 7.2 genannten multivariaten Regressionsvarianten sind vor allem zwei weitere Familien von statistischen multivariaten Verfahren zu nennen, die sich der Frage nach der adäquaten *Zusammenfassung von Variablen (Faktoren-analyse, Hauptkomponentenanalyse, Korrespondenzanalyse)* bzw. der *Zusammen-*

Tab. 7.2 Auswahl an regressionsbasierten statistischen Verfahren

Anwendungskontext	Statistische Verfahren
Binäre abhängige Variable	Binär-logistische Regression (bzw. Probit-Regression)
Nominale abhängige Variable	Multinomiale logistische Regression
Hierarchische Datenstruktur (z. B. Schulen > Schulklassen > Schüler)	Mehrebenenregression (Multilevel-Regression)
Modelle mit Zeitvariablen (Überlebens- und Ereignisanalysen)	Cox-Regression
Modelle mit zensierten (trunkierten) Daten	Tobit-Regression
Modelle mit Zähldaten	Poisson-Regression
Längsschnittdaten	Panelregression, Wachstumskurvenmodelle, autoregressive kreuzverzögerte Modelle
Modelle mit latenten Variablen	Latente Strukturgleichungsmodelle
Daten aus experimentellen Studien	ANOVA, MANOVA, ANCOVA

fassung von Beobachtungsfällen (Clusteranalyse, Diskriminanzanalyse, CHAID)
widmen. Faktorenanalysen werden dann eingesetzt, wenn man vermutet, dass
mehreren Variablen dasselbe latente Konstrukt zugrunde liegt, d. h., dass diese
Indikatoren eines latenten übergeordneten Faktors sind (z. B. wenn die Testwerte
der Indikatoren Schnelligkeit, Schnellkraft und Ausdauer zu einem Faktor „Lauf-
leistung" zusammengefasst werden sollen). In der Clusteranalyse werden hingegen
Beobachtungsfälle anhand einer Vielzahl an gemeinsamen Variablenausprägungen
zu Clustern gruppiert. So könnten z. B. unterschiedliche Typen von Sportlern
unterschieden werden, die sich innerhalb der Gruppe hinsichtlich einer Vielzahl
von Merkmalen sehr ähnlich sind, sich aber von anderen Sportlern deutlich unterscheiden.

7.3 Weitergehende Untersuchungsanordnungen und aktuelle Tendenzen

Zu den wichtigsten aktuellen Entwicklungen in der empirischen Sozial- und
Sportwissenschaft zählen Verfahren zur Behandlung von fehlenden Werten *(mis-
sing values)*. Während in der Vergangenheit zumeist Fälle mit mindestens einem
fehlenden Messwert einfach ausgeschlossen wurden (sog. listenweiser Ausschluss), werden heute Verfahren zur *Imputation* der fehlenden Werte bevor-
zugt (z. B. stochastische Regressionsimputation oder multiple Imputation)
oder Schätzverfahren eingesetzt, die die volle zur Verfügung stehende Information der Beobachtungsfälle bereits im Schätzalgorithmus berücksichtigen (sog.
Full-Information-Maximum-Likelihood-Schätzer) (vgl. Urban und Mayerl 2018).

Von zunehmender Bedeutung sind zudem *Simulationsverfahren,* insbesondere
sog. Bootstrapping-Verfahren (vgl. z. B. Urban und Mayerl 2018). Bootstrapping
ermöglicht die Durchführung von Signifikanztests ohne die Annahme der theoretischen Normalverteilung und eignet sich daher insbesondere für Situationen mit
nichtnormalverteilten Daten, wie es z. B. bei Interaktionseffekten sehr häufig der
Fall ist.

Viele nichtparametrische Testverfahren (z. B. Median-Signifikanz-Differenzentest
zwischen *k* Gruppen) konnten im vorliegenden Abschnitt nicht behandelt werden,
sind aber immer dann von Interesse, wenn keine kontinuierlichen Variablen oder extrem schiefe Verteilungen vorliegen (Bortz et al. 2000).

In der Kausalanalyse mit quasi-experimentellem Design (d. h. zumeist die Analyse von natürlichen Gruppen ohne Randomisierung) hat sich eine Vielzahl an
Schätzverfahren etabliert, insbesondere sog. Matching-Verfahren, bei denen in den
zu untersuchenden Gruppen „statistische Zwillinge" gesucht werden, die sich in
vielen Merkmalen möglichst ähnlich sind, sodass die Vergleichbarkeit zwischen
den Gruppen erhöht wird (u. a. sog. Propensity Score Matching) (vgl. Gangl 2010).

Experimentelle Studien werden häufig in einem Vorher-Nachher-
Kontrollgruppen-Design durchgeführt (Hecksteden et al. 2018). Wenn die
abhängige Variable bei denselben Personen vor und nach einem Treatment
gemessen wird (um den Treatment-Effekt zu isolieren), dann sind die Vorher-
Messungen nicht mehr unabhängig von den Nachher-Messungen. Hier kommen

dann ANOVA-Signifikanztests für verbundene Stichproben, *repeated measures designs* oder *mixed designs* zum Einsatz, bei denen Zwischenpersoneneffekte *(between)* von Innerpersoneneffekten *(within)* unterschieden werden können.

Bei nichtexperimentellen Daten sind derzeit Mehrebenenmodellierungen sehr beliebt (vgl. Langer 2010). Diese ermöglichen die Analyse von hierarchischen Daten, wenn z. B. ein Trainer mehrere Sportler trainiert und untersucht werden soll, wie stark die sportliche Leistung eines Sportlers mit eigenen Personenmerkmalen oder aber mit der Zugehörigkeit zu einem bestimmten Trainer erklärt werden kann.

Komplexe statistische Kausalmodelle werden mittels Pfadanalysen bzw. latenten Strukturgleichungsmodellen geprüft (Urban und Mayerl 2014). Diese erlauben den simultanen Test mehrerer Kausalebenen und die Einbindung von Mediator- und Moderatoreffekten (inklusive Interaktionsvariablen). Auch die Analyse von Längsschnittdaten (v. a. Paneldaten) ist in diesem Zusammenhang zu nennen, die mit verschiedenen Formen von Panelregressionen in den letzten Jahren große Fortschritte erzielt hat (Brüderl 2010; Witte 2019).

Gute einführende und fortgeschrittene Erläuterungen zu den genannten komplexeren statistischen Verfahren finden sich in Wolf und Best (2010). Empfehlenswerte Einführungstexte in die deskriptive und schließende Statistik für die Sozialwissenschaften sind neben den oben zitierten Büchern Bortz und Schuster (2010), Gehring und Weins (2009), Jann (2005) sowie Müller-Benedict (2011).

Literatur

Benninghaus, H. (2007). *Deskriptive Statistik*. Wiesbaden: VS Verlag.

Bortz, J., Lienert, G. A., & Boehnke, K. (2000). *Verteilungsfreie Methoden in der Biostatistik*. Berlin: Springer.

Bortz, J., & Schuster, C. (2010). *Statistik für Human- und Sozialwissenschaftler*. Berlin, Heidelberg: Springer.

Brüderl, J. (2010). Kausalanalyse mit Paneldaten. In C. Wolf & H. Best, *Handbuch der sozialwissenschaftlichen Datenanalyse* (S. 963–994). Wiesbaden: VS Verlag.

Gangl, M. (2010). Nichtparametrische Schätzung kausaler Effekte mittels Matchingverfahren. In C. Wolf & H. Best, *Handbuch der sozialwissenschaftlichen Datenanalyse* (S. 931–961). Wiesbaden: VS Verlag.

Gehring, U. W., & Weins, C. (2009). *Grundkurs Statistik für Politologen und Soziologen*. Wiesbaden: VS Verlag.

Hecksteden, A., Faude, O., Meyer, T., & Donath, L. (2018). How to construct, conduct and analyze an exercise training study? *Frontiers in Physiology, 09*, 1007.

Jann, B. (2005). *Einführung in die Statistik*. Berlin: De Gruyter.

Langer, W. (2010). Mehrebenenanalyse mit Querschnittsdaten. In C. Wolf & H. Best, H., *Handbuch der sozialwissenschaftlichen Datenanalyse* (S. 741–774). Wiesbaden: VS Verlag.

Müller-Benedict, V. (2011). *Grundkurs Statistik in den Sozialwissenschaften*. Wiesbaden: VS Verlag.

Urban, D., & Mayerl, J. (2014). *Strukturgleichungsmodellierung. Ein Ratgeber für die Praxis*. Wiesbaden: VS Verlag.

Urban, D., & Mayerl, J. (2018). *Angewandte Regressionsanalyse: Theorie, Technik und Praxis*. Wiesbaden: VS Verlag.

Witte, K. (2019). *Angewandte Statistik in der Bewegungswissenschaft* (Bd. 3). Berlin: Springer Spektrum.

Wolf, C., & Best, H. (2010). *Handbuch der sozialwissenschaftlichen Datenanalyse*. Wiesbaden: VS Verlag.

Qualitative Forschungsmethoden

Andrea Pieter, Michael Fröhlich, Jochen Mayerl
und Wolfgang Kemmler

8.1 Grundlagen qualitativer Sozialforschung

Die Entwicklung der qualitativen Forschungsrichtung basiert auf den primär im Kontext der soziologischen Disziplinen in den 1970er Jahren entstandenen Vorbehalten gegenüber dem Einsatz und der Tragweite der Ergebnisse von standardisierten Untersuchungsmethoden (Lamnek und Krell 2016, S. 16 ff.). Die primäre Kritik an quantitativen Methoden besteht darin, dass durch den Einsatz standardisierter Erhebungsinstrumente die komplexen Strukturen der jeweiligen Untersuchungsfelder nur vereinfacht und reduziert dargestellt werden können und weniger der tatsächlichen Lebenswelt entsprechen (Lamnek und Krell 2016, S. 17).

▶ Unter **qualitativer Sozialforschung** wird in den Sozialwissenschaften die Erhebung und Auswertung von Daten verstanden, die nicht oder kaum standardisiert erhoben wurden. Der verstehenden Interpretation der Daten kommt dabei eine große Bedeutung zu.

Im Rahmen des Sportstudiums spielt die qualitative Forschungsmethodik zumeist eine eher untergeordnete Rolle. Insbesondere in Forschungsarbeiten, die sich mit dem Bewegungslernen, dem Selbstkonzept im Kontext Sport oder dem Gesundheitsverhalten von Individuen beschäftigen, kommen vermehrt qualitative Methoden zum Einsatz (Hunger und Böhlke 2017, S. 5 f.). Charakteristisch für qualitative Forschung ist, dass der Forschungsgegenstand in seiner natürlichen Umgebung und in seinem natürlichen Erscheinungsbild untersucht wird, wohingegen in der quantitativen Forschung das Experiment, respektive das Quasi-Experiment, d. h. die aktive Herstellung unterschiedlicher Versuchsbedingungen, die Methode der Wahl ist (Hussy et al. 2010, S. 183). Die quantitative Forschung gilt als eher objektbezogen und ist bemüht, Erklärungen und Ursache-Wirkungs-Zusammenhänge zu identifizieren. Qualitative Forschung

© Springer-Verlag GmbH Deutschland, ein Teil von Springer Nature 2020
M. Fröhlich et al., *Einführung in die Methoden, Methodologie und Statistik im Sport*,
https://doi.org/10.1007/978-3-662-61039-8_8

hingegen geht eher interpretativ vor und rückt das subjektbezogene Verstehen in den Vordergrund. Häufig werden in jüngster Vergangenheit qualitative Methoden in der Sportwissenschaft ergänzend zu quantitativen Methoden eingesetzt (Hunger und Böhlke 2017, S. 4).

▶ Als **Mixed-Methods-Forschung** bezeichnet man die Kombination sowie die Integration von Elementen eines qualitativen und eines quantitativen Forschungsansatzes innerhalb einer Untersuchung oder mehrerer aufeinander bezogener Untersuchungen (Schreier und Odağ 2010, S. 263).

Qualitative Forschung zeichnet sich dadurch aus, dass sie eine Vielzahl von Forschungsstilen und Instrumentarien umfasst, die aus verschiedensten philosophischen Traditionen und Disziplinen stammen (Breuer 2010, S. 35). Trotz dieser Vielfalt existieren jedoch einige pragmatische Gemeinsamkeiten, die qualitativer Forschung zugrunde liegen. So richtet sich das Forschungsinteresse in der qualitativen Forschung auf natürliche und nicht auf künstlich hergestellte Phänomene.

Die Hauptunterscheidungsmerkmale zwischen qualitativer und quantitativer Forschung sind in Tab. 8.1 veranschaulicht.

Aufgrund der geringen Fallzahlen, den speziellen Gegebenheiten bei der Auswertung und der Involviertheit des Forschenden (z. B. teilnehmende Beobachtung) ist qualitative Forschung auch immer der Problematik der Subjektivität im Kontext der Datenanalyse ausgesetzt (Breuer 2010, S. 43). Da die primär quantitativ orientierten Gütekriterien im Kontext qualitativer Forschung generell nur bedingt

Tab. 8.1 Prinzipien qualitativer und quantitativer Forschung (n. Hussy et al. 2010, S. 184)

Qualitative Forschung	Quantitative Forschung
Offene Verfahren	Vorgegebene Kategorien
Fallorientierung	Variablenorientierung
Holistisch	Elementaristisch
Induktives Vorgehen	Deduktives Vorgehen
Emergente Flexibilität des Designs	Festlegung des Untersuchungsdesigns vor Untersuchungsbeginn
Forschungsziel: Beschreibung, Verstehen	Forschungsziel: Kausalerklärung
Interpretationsbedürftige Daten	Numerische Daten
Forschende als „Messinstrumente"	Standardisierte, objektive Messinstrumente
Theoretische Verallgemeinerung	Statistische Verallgemeinerung
Gütekriterium der Validität	Gütekriterien der Objektivität, Reliabilität und Validität

anwendbar sind, wurden für die Methoden der qualitativen Forschung weitergehende Gütekriterien definiert. Diese sind nach Mayring (2016, S. 144 ff.):

- *Verfahrensdokumentation:* Das Verfahren, mit dessen Hilfe die Ergebnisse
  gewonnen wurden, muss explizit dokumentiert werden. Im Kontext
  quantitativer Forschung reicht aufgrund der Standardisierung die Angabe der
  verwendeten Techniken und Messinstrumente aus. Im Rahmen qualitativer
  Forschung werden Methoden oftmals erst für den speziellen Forschungsgegenstand entwickelt oder adaptiert. Dies muss detailliert dokumentiert werden,
  um den Forschungsprozess für Dritte nachvollziehbar zu machen. Dies betrifft
  insbesondere die Zusammenstellung des Analyseinstrumentariums, die Durchführung der Datenerhebung sowie die Analyse der Daten.
- *Argumentative Interpretationsabsicherung:* Interpretationen spielen im
  Rahmen qualitativer Forschungen eine gewichtige Rolle. Die Interpretation ist
  argumentativ zu begründen. Hierbei muss das Vorverständnis der jeweiligen
  Interpretationen adäquat sein, damit die Deutung sinnvoll theoriegeleitet
  sein kann. Die Interpretation muss weiterhin in sich schlüssig sein, und es ist
  wichtig, nach Alternativdeutungen zu suchen und diese zu überprüfen.
- *Regelgeleitetheit:* Auch qualitative Forschung muss sich an bestimmte Verfahrensregeln halten, und die Bearbeitung des Materials muss systematisch
  erfolgen. Die jeweiligen Analyseschritte werden im Vorfeld festgelegt,
  das Material wird in sinnvolle Einheiten unterteilt, und die Analyse geht
  systematisch von einer Einheit zur nächsten.
- *Nähe zum Gegenstand:* Die Nähe zum Forschungsgegenstand ist ein Leit-
  gedanke der qualitativen Forschung. Dies versucht man insbesondere dadurch
  zu erreichen, dass man möglichst nahe an der Alltagswelt der beforschten
  Individuen anknüpft und sich in ihre natürliche Lebenswelt begibt.
- *Kommunikative Validierung:* Die Gültigkeit der Ergebnisse und der Interpretation kann unter anderem dadurch validiert werden, dass man sie den
  Beforschten nochmals vorlegt und mit ihnen diskutiert. Wenn sich die
  Beforschten in den Analyseergebnissen und Interpretationen wiederfinden, kann
  dies als wichtiges Argument zur Absicherung der Ergebnisse genutzt werden.
- *Triangulation:* Zur Beantwortung einer qualitativen Forschungsfrage ist es rat-
  sam, verschiedene Datenquellen, Theorieansätze und Methoden heranzuziehen.
  In diesem Kontext sind auch Vergleiche qualitativer und quantitativer Analysen
  möglich.

▶ **Triangulation** Eine Untersuchungsfrage wird mit unterschiedlichen Methoden,
an unterschiedlichem Datenmaterial, von unterschiedlichen Forschern und/oder
vor dem Hintergrund unterschiedlicher Theorien untersucht. Die Triangulations-
modelle sollen der Steigerung der Validität von Untersuchungen in der qualitativen
Forschung dienen (vgl. Flick 2010).

8.2   Datenerhebung

Qualitative Datenerhebungsmethoden lassen sich danach unterscheiden, ob sie verbal (d. h. in einem Interview oder einer Gruppendiskussion) oder visuell (z. B. im Rahmen eines Videos) vorliegen (Hussy et al. 2010, S. 216). In sportwissenschaftlichen Domänen liegt der Fokus im Allgemeinen auf Verfahren, die sich primär auf verbale Äußerungen (z. B. alle Arten von Interviews) beziehen (Hunger und Böhlke 2017, S. 4).

Im Folgenden sollen kurz einige Verfahrensweisen der wissenschaftlichen Erkenntnisgewinnung in der qualitativen Forschung dargestellt werden. Das am häufigsten eingesetzte Verfahren ist in diesem Kontext das *Interview*.

▶ Das **Interview** ist eine Methode zur Datenerhebung, bei der der Interviewer in direktem Kontakt mit einem Interviewenden (Versuchsperson) Fragen stellt, um unter kontrollierten Bedingungen Informationen, Meinungen oder Sachverhalte zu erhalten. Neben dem direkten Kontakt sind auch die Nutzung von Medien wie Telefon, Videokonferenz oder Smartphone als auch schriftliche Formen möglich (vgl. Lamnek und Krell 2016, S. 708 f.).

Interviews, d. h. mündliche Befragungen im Face-to-Face-Modus, haben als Erhebungsmethode den Vorteil, dass der Interviewer ein umfassendes Bild der befragten Person erhält. Nonverbale Signale wie Erröten und Wegsehen, aber auch Anzeichen von Interesse oder Desinteresse sind auf diesem Weg gut festzustellen. Nach Döring und Bortz (2016, S. 356 ff.) können Interviews nach folgenden Kriterien unterteilt werden:

- Ausmaß der Standardisierung (strukturiert, halb strukturiert, unstrukturiert)
- Autorität des Interviewers (weich, neutral, hart)
- Art des Kontakts (direkt, telefonisch, schriftlich)
- Anzahl der befragten Personen (Einzel- oder Gruppeninterview)
- Funktion (ermittelnd oder vermittelnd)

Bezüglich des Grades der Strukturiertheit unterscheidet man problemzentrierte Interviews (stärker strukturiert) und narrative Interviews (schwach strukturiert). Das *problemzentrierte Interview* (Witzel 2000) lässt den Befragten zwar möglichst frei zu Wort kommen, es ist jedoch zentriert auf eine bestimmte Problemstellung (Mayring 2016, S. 67), d. h., es liegt ihm eine theoretisch-wissenschaftliche Forschungsfrage zugrunde. Aufbauend auf dieser Forschungsfrage wird vom Interviewer ein Interviewleitfaden generiert. Dieser wird nicht genutzt, um das Interview nach einem festen Ablauf durchzuführen, sondern vielmehr als eine Art Gedächtnisstütze für den Interviewenden, damit gewährleistet wird, dass alle Problem- oder Fragestellungen angesprochen werden. Der Interviewende lenkt die Befragten durch den Interviewleitfaden auf bestimmte Fragestellungen hin, der Interviewte soll jedoch offen und ohne Antwortvorgaben darauf reagieren

(Mayring 2016, S. 69). Basierend auf dem Interviewleitfaden bzw. dem Interview-konzept sollte sich der Interviewende vorab eine Checkliste erstellen, in der bspw. folgende Fragestellungen adressiert sind:

- Ist jede Frage erforderlich (z. B. Tiefe des Interviews, zeitlicher Umfang, Abbruchquote)?
- Sind alle Fragen einfach und eindeutig formuliert (z. B. Adressatenadäquatheit, Fachtermini, kultureller Hintergrund)?
- Sind die Fragen konkret genug formuliert (z. B. Erkenntnisinteresse, Mehr-deutigkeit, Spezifität)?
- Wurde darauf verzichtet, die Fragen suggestiv zu formulieren (z. B. Halo-Effekte, Ankereffekte, Neutralität)?
- Sind die Eröffnungsfragen richtig formuliert (z. B. Interviewatmosphäre, Beziehungsgefüge, Interesse)?
- Ist der Abschluss des Interviews genügend durchdacht (z. B. Übergang, Dank, Fazit)?

Der Vorteil eines festen Interviewleitfadens besteht u. a. auch darin, dass hier-durch eine gewisse Standardisierung gewährleistet werden kann und somit mehrere Interviews leichter miteinander verglichen werden können. Aus diesem Grund bieten sich problemzentrierte Interviews insbesondere bei theoriegeleiteten Forschungsprojekten mit spezifischen Fragestellungen und bei Forschungs-projekten mit größeren Versuchspersonenzahlen an (Mayring 2016, S. 71).

Eine weniger standardisierte Interviewform stellt das *narrative Interview* dar, in dessen Rahmen die Befragten frei erzählen. Diese Form des Interviews eignet sich insbesondere für Forschungsprojekte mit starkem Handlungsbezug. Durch die freie Erzählung ist es möglich, tieferliegende, subjektive Bedeutungsstrukturen zu erfassen sowie übergreifende Handlungszusammenhänge und -verkettungen sichtbar zu machen (Mayring 2016, S. 72 f.). Bei jeder Art von Interview ist dafür Sorge zu tragen, dass das erhobene Material festgehalten wird. Dies geschieht üblicherweise im Einverständnis mit den Befragten durch Tonaufzeichnungen, aus welchen im Anschluss ein Protokoll erstellt wird.

Ein entscheidender Schritt in jeder Art von qualitativer Forschung ist somit die *Transkription* der gewonnenen Daten, d. h. die Protokollierung der Daten.

▶ **Transkription** (vom lateinischen *transcribere* für „umschreiben") meint das Übertragen einer Audio- oder Videoaufnahme in eine schriftliche Form. Es handelt sich um das möglichst genaue Niederschreiben des Aufgenommenen.

Ziel der Transkription ist die Verschriftlichung von Audio- und Videoaufnahmen, vor allem von Interviews und Gesprächen, sodass diese für die wissenschaftliche Auswertung genutzt werden können (Dresing und Pehl 2017).

Eine weitere wichtige Methode in der qualitativen Forschung ist die Daten-erhebung durch *Beobachtung*. Im Gegensatz zur Alltagsbeobachtung ist die wissenschaftliche Beobachtung stärker zielgerichtet und methodisch kontrolliert.

Zudem werden Instrumente eingesetzt, welche die Selbstreflektiertheit, Systematik und Kontrollierbarkeit der Beobachtung gewährleisten (Döring und Bortz 2016, S. 323 ff.).

▶ **Beobachtung** Die wissenschaftliche Beobachtung unterscheidet sich von der Alltagsbeobachtung durch den Grad der Wissenschaftlichkeit, die Formulierung eines Forschungsziels, die systematische Planung, die Aufzeichnung und die Überprüfbarkeit (Lamnek und Krell 2016, S. 696).

Wird die Beobachtungsmethode eingesetzt, so ist im Vorfeld zu klären, wie die Beobachtung vorzunehmen ist. Hierbei orientiert man sich an dem spezifischen Untersuchungsanliegen bzw. nach Tiefe des Vorwissens über den Untersuchungsgegenstand. Generell lassen sich Beobachtungen danach unterscheiden (vgl. Döring und Bortz 2016, S. 328),

- ob die beobachteten Personen über die Beobachtung informiert sind *(offene vs. verdeckte Beobachtung)* und
- ob die Beobachter mit den beobachteten Personen interagieren *(teilnehmende vs. nicht teilnehmende Beobachtung).*

Beispiele für die einzelnen Beobachtungstypen wären:

- *Teilnehmend – offen:* Ein Teilnehmer einer Teamsitzung protokolliert den Ablauf.
- *Teilnehmend – verdeckt:* Ein Beamter des Verfassungsschutzes beobachtet unerkannt als Teilnehmer einer Demonstration das Verhalten der Demonstranten.
- *Nicht teilnehmend – offen:* Ein Fußballtrainer beobachtet am Rande des Spielfeldes die Einsatzbereitschaft der Spieler.
- *Nicht teilnehmend – verdeckt:* Ein Talentscout beobachtet ein Spiel von zwei Jugend-Basketballmannschaften vom Zuschauerraum aus.

Der Einsatz eines jeden der genannten Beobachtungsverfahren erfordert eine systematische Planung und Durchführung der Beobachtung. Dies wird durch die Erstellung eines Beobachtungsplanes ermöglicht. Dieser Beobachtungsplan enthält genaue Anweisungen, wie und was zu beobachten und zu protokollieren ist. Je nach Untersuchungssituation umfasst der Beobachtungsplan verschiedene Aspekte (Beller 2004, S. 34):

- Die Definition der Beobachtungseinheiten (z. B. Was soll genau beobachtet werden und was ist unwesentlich?),
- den zeitlichen Verlauf der Beobachtung (z. B. Wann soll beobachtet werden?),
- die Zahl der einzusetzenden Beobachter (z. B. Beobachtet nur eine Person oder beobachten mehrere?),
- die Art der Protokollierung (z. B. sollen Protokollbögen oder Videokameras verwendet werden?).

Die Durchführung von Beobachtungen ist mit einer Reihe von Fallstricken verbunden. Typische Beobachtungsfehler sind (n. Beller 2004; Sedlmeier und Renkewitz 2018):

- *Halo-Effekt:* Die Tendenz, einzelne Urteile in Abhängigkeit von einem bestehenden Gesamteindruck oder einem besonders hervorstechenden Merkmal zu fälschen. Beispiel: Attraktive Personen werden oft als zufriedener und glücklicher wahrgenommen.
- *Rosenthaleffekt:* Erwartungseffekt, bei dem Beobachtungen in Richtung des Erwarteten verzerrt werden. Beispiel: Hat ein Sportlehrer bereits eine (vorweggenommene) Einschätzung der Schüler (z. B. klug oder nicht klug), so wird sich diese Ansicht im späteren Verlauf auch bestätigen.
- *Kontrasteffekt:* Die Wahrnehmung eines nachfolgend Beobachteten verschiebt sich in Richtung des Unterschieds zum vorher Beobachteten. Beispiel: In einem Prüfungsgespräch wird die fachliche Kompetenz eines Prüflings niedriger wahrgenommen, als sie ist, weil sich zuvor ein Prüfling durch eine extrem hohe fachliche Kompetenz auszeichnen konnte.
- *Observer Drift:* Allmähliche Veränderung des Standards eines Beobachters. Beispiel: Der Prüfer bewertet den letzten Prüfling des Prüfungstages aufgrund von Ermüdung und nachlassender Motivation nicht mehr nach den gleichen standardisierten Kriterien wie die vorherigen Prüflinge.
- *Hawthorne-Effekt:* Die Beobachteten verhalten sich anders, wenn sie wissen, dass sie unter Beobachtung stehen. Beispiel: Die bloße Anwesenheit eines Talentscouts in einem Fußballtraining führt bei den Spielern zu Leistungssteigerungen.
- *Erwartungseffekt:* Die Beobachteten verhalten sich in einer Weise, die (ihrer Vermutung nach) vom Beobachter erwartet wird. Beispiel: Ein Teilnehmer eines Assessment-Center verhält sich sozial angepasster, als er in Wirklichkeit ist.

Die Fehleranfälligkeit von Beobachtungen kann jedoch durch die Schulung der Beobachter und durch ein hohes Maß an Struktur vermindert werden (Sedlmeier und Renkewitz 2018). Eine weitere Möglichkeit, Beobachtungsverzerrungen zu vermeiden, sind sogenannte „Doppelblindstudien". In solchen Studien müssen die Beobachteten „blind" gegenüber den Erwartungen des Untersuchungsleiters sein, und der Beobachter muss „blind" gegenüber den konkreten Untersuchungsbedingungen sein (Sarris und Reiß 2005, S. 116).

Das Hauptziel einer *Einzelfallstudie* (auch Fallanalyse) liegt in einer Erleichterung der Interpretation von quantitativ gewonnenen Daten und der Möglichkeit, über diese Daten hinaus weitere und tiefer gehende Einsichten in schwer zugänglichen Forschungsfeldern zu erlangen (Mayring 2016, S. 44 ff.).

Lamnek und Krell (2016, S. 285 ff.) sehen die Einzelfallstudie weniger als eine konkrete Datenerhebungstechnik als vielmehr als eigenen Forschungsansatz (Approach).

▶ Unter **Einzelfallanalyse** versteht man den Approach, soziale Einheiten (Personen, Gruppen, Institutionen, Kulturen, Organisationen etc.) unter Einsatz verschiedener bzw. mehrerer Techniken zu untersuchen (Lamnek und Krell 2016, S. 698).

Die Einzelfallstudie zeichnet sich dadurch aus, dass sie ein einzelnes soziales Element als Untersuchungsobjekt wählt. Hierbei kann es sich um eine Einzelperson oder eine Gruppe handeln. Nehmen wir an, ein qualitativ orientierter Sportwissenschaftler interessiert sich für talentierte jugendliche Fußballspieler. Er besucht ein Leistungszentrum, wählt sich einen für typisch gehaltenen Jugendlichen aus und führt mehrere narrative Interviews durch. In diesem Fall stellt die Person die Untersuchungseinheit (Fall) dar. Eine andere Sportwissenschaftlerin möchte die formellen und informellen Gruppenstrukturen in der Nachwuchsförderung im Fußball untersuchen. Sie sucht sich ein Leistungszentrum aus und beobachtet die alltäglichen Interaktionen der jugendlichen Fußballspieler. In diesem Fall stellt die Gruppe die Untersuchungseinheit (Fall) dar. Weiterhin ist denkbar, dass man in den Leistungszentren informelle und formelle Organisationsformen untersuchen möchte. Hierbei werden bestehende Organisationspläne mit den realen Organisationsformen vor Ort verglichen. Hier wären die Organisationsstrukturen die Untersuchungseinheit (Fall) (modif. Lamnek und Krell 2016, S. 287). Das Untersuchungsmaterial im Rahmen von Einzelfallanalysen ist sehr vielfältig und wird durch teilnehmende Beobachtung, Interviews, Gruppendiskussionsverfahren, Inhaltsanalysen von Textmaterial, Dokumente (z. B. Anamnesen, Fallakten) etc. abgedeckt. Obwohl bei der Erhebung in der Einzelfallstudie prinzipiell mit allen Techniken der empirischen Sozialforschung gearbeitet wird, ist es erforderlich, ein planvolles Vorgehen zugrunde zu legen, um die wissenschaftliche Verwertbarkeit sicherzustellen (Lamnek und Krell 2016; Mayring 2016). Mayring (2016, S. 44) schlägt als groben Ablaufplan die Formulierung der Fragestellung mit anschließender Falldefinition, gefolgt von der Materialsammlung, der Aufbereitung und der Falleinordnung, vor.

Die *Analyse von Videodaten* erfährt in der jüngsten Vergangenheit eine zunehmende Beliebtheit in sozialwissenschaftlichen Disziplinen, bietet sie doch die Möglichkeit, Prozesse, Handlungen und Erleben „in situ" als soziale Phänomene zu erforschen (Demuth 2018, S. 2). Diese Entwicklung geht einher mit einer Vielzahl technischer Möglichkeiten, die das Erheben und Analysieren von Videomaterial zunehmend vereinfachen. Insbesondere in der Sportpädagogik, der Sportsoziologie und Bewegungs- und Trainingswissenschaft spielen videobasierte Datenanalysen eine immer wichtigere Rolle. Im Gegensatz zu anderen Formen von Forschungsmaterial (z. B. Protokolle, Audioaufnahmen, Fotos) ermöglichen Videoaufnahmen, „verschiedene parallele (vertikale) Ebenen sozialer Interaktion gleichzeitig zu erfassen und in ihrem zeitlichen Verlauf (horizontal) und ihrem konkreten Kontext festzuhalten" (Demuth 2018, S. 5). Die Aufbereitung und Analyse von Videomaterial stellen eine große Herausforderung dar. Die gängigen Transkriptionssysteme von Interaktionsanalysen beziehen sich auf Audioaufzeichnungen und erfassen die Komplexität von Videodaten nur in Teilen.

Eine umfassende Transkription von Gesten, Mimik, Blicken, Körperbewegungen und weiteren visuellen Daten ist fast nicht möglich (Demuth 2018, S. 7). Neben der klassischen Transkription haben sich u. a. auch Hypertextanalysen bewährt, in deren Rahmen die Analyse direkt mit der Aufnahme verlinkt wird. Aufgrund der sich immer weiter verbreiteten Videotechnologie auf Mobiltelefonen, Tablets etc. werden Videoaufnahmen zunehmend Teil unseres Alltages und wirken video-basierte Forschungsprojekte insbesondere bei Jugendlichen als „türöffnend" (Demuth 2018, S. 13). Eine der größten Herausforderungen in diesem Zusammen-hang spielt die Wahrung der Anonymität der Versuchspersonen ohne Daten- und Detailverlust.

8.3   Qualitative Inhaltsanalyse

Die *qualitative Inhaltsanalyse* nach Mayring (2007) ist ein Analyseverfahren zum regelgeleiteten, intersubjektiv nachvollziehbaren Durcharbeiten von umfangreichem Textmaterial (Transkriptionen von Interviews, Beobachtungen, Videoanalysen etc.). Die qualitative Inhaltsanalyse zielt auf ein elaboriertes Kate-goriensystem ab, das die zusammenfassende Deutung des Textmaterials bildet.

Das Auswertungskonzept umfasst im Prinzip drei Schritte:

1. *Zusammenfassende Inhaltsanalyse:* Der Ausgangstext wird auf eine überschau-bare Kurzversion, in der die wesentlichen Inhalte erhalten bleiben, reduziert. Zu den in diesem Fall durchzuführenden Arbeitsschritten gehören das Para-phrasieren, das Generalisieren und die Reduktion.
2. *Explizierende Inhaltsanalyse:* Unklare Bestandteile des Textes (Sätze oder Begriffe) werden durch das Hinzuziehen von zusätzlichen Materialien (andere Textpassagen oder Informationen zur Versuchsperson) zu erklären versucht.
3. *Strukturierende Inhaltsanalyse:* Die explizierte Kurzversion des Ausgangstextes wird in einem dritten Schritt geordnet und auf Grundlage der theoretischen Fragestellung der Untersuchung gegliedert. Hierzu ist ein Kategoriensystem zu erstellen. Bei der Strukturierung des Inhalts von Texten sind drei Varianten zu unterscheiden:

   – Inhaltliche Strukturierung (Herausarbeiten bestimmter Themen und Inhalte)
   – Typisierende Strukturierung (Identifikation häufig besetzter und theoretisch interessanter Merkmalsausprägungen)
   – Skalierende Strukturierung (Merkmalsausprägungen werden auf Ordinal-skalenniveau eingeschätzt)

Die Techniken der qualitativen Inhaltsanalyse haben sich zu einer Standard-methode qualitativer Textanalysen entwickelt (Mayring 2017, S. 13). Der modell-hafte Ablauf einer qualitativen Inhaltsanalyse ist in der folgenden Abb. 8.1 verdeutlicht.

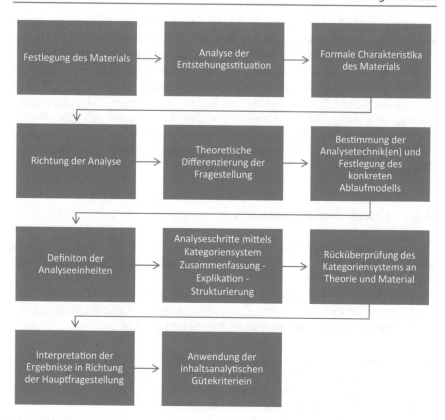

Abb. 8.1 Allgemeines inhaltsanalytisches Modell (n. Mayring 2007)

Literatur

Beller, S. (2004). *Empirisch forschen lernen*. Bern: Huber.

Breuer, F. (2010). Wissenschaftstheoretische Grundlagen qualitativer Methodik in der Psychologie. In G. Mey & K. Mruck (Hrsg.), *Handbuch Qualitative Forschung in der Psychologie. Springer Reference Psychologie* (S. 35–49). Wiesbaden: Springer.

Demuth, C. (2018). Videoanalysen in der Psychologie. In G. Mey & K. Mruck (Hrsg.), *Handbuch Qualitative Forschung in der Psychologie. Springer Reference Psychologie* (S. 1–21). Wiesbaden: Springer.

Döring, N., & Bortz, J. (2016). *Forschungsmethoden und Evaluation in den Sozial- und Humanwissenschaften*. Heidelberg: Springer.

Dresing, T., & Pehl, T. (2017). Transkriptionen qualitativer Daten. Implikationen, Auswahlkriterien und Systeme für psychologische Studien. In G. Mey & K. Mruck (Hrsg.), *Handbuch Qualitative Forschung in der Psychologie. Springer Reference Psychologie* (S. 1–10). Wiesbaden: Springer.

Flick, U. (2010). Triangulation. In G. Mey & K. Mruck (Hrsg.), *Handbuch Qualitative Forschung in der Psychologie. Springer Reference Psychologie* (S. 278–289). Wiesbaden: Springer.

Hunger, I., & Böhlke, N. (2017). Qualitative Forschung in der Sportpsychologie. In G. Mey & K. Mruck (Hrsg.), *Handbuch Qualitative Forschung in der Psychologie. Springer Reference Psychologie* (S. 1–11). Wiesbaden: Springer.

Hussy, W., Schreier, M., & Echterhoff, G. (2010). *Forschungsmethoden in Psychologie und Sozialwissenschaften für Bachelor*. Berlin: Springer.

Lamnek, S., & Krell, C. (2016). *Qualitative Sozialforschung*. Weinheim: Beltz.

Mayring, P. (2007). *Qualitative Inhaltsanalyse. Grundlagen und Techniken*. Weinheim: Beltz.

Mayring, P. (2016). *Einführung in die qualitative Sozialforschung*. Weinheim: Beltz.

Mayring, P. (2017). Qualitative Inhaltsanalyse in der psychologischen Forschung. In G. Mey & K. Mruck (Hrsg.), *Handbuch Qualitative Forschung in der Psychologie. Springer Reference Psychologie* (S. 1–17). Wiesbaden: Springer.

Sarris, V., & Reiß, S. (2005). *Kurzer Leitfaden der Experimentalpsychologie*. München: Pearson Studium.

Schreier, M., & Odağ, Ö. (2010). Mixed Methods. In G. Mey & K. Mruck (Hrsg.), *Handbuch Qualitative Forschung in der Psychologie. Springer Reference Psychologie* (S. 263–277). Wiesbaden: Springer.

Sedlmeier, P., & Renkewitz, F. (2018). *Forschungsmethoden und Statistik für Psychologen und Sozialwissenschaftler*. München: Pearson Studium.

Witzel, A. (2000). The Problem-centered Interview. *Forum Qualitative Sozialforschung, 1* (1 Art. 22 – Januar 2000).

Gute wissenschaftliche Praxis 9

Andrea Pieter, Wolfgang Kemmler, Jochen Mayerl
und Michael Fröhlich

9.1 Standards guter wissenschaftlicher Praxis

Als Grundprinzip wissenschaftlichen Arbeitens und wissenschaftlicher Praxis
sind die *Redlichkeit* und die *Transparenz* anzusehen (DFG 2013). Im Zuge einiger
schwerwiegender Fälle wissenschaftlichen Fehlverhaltens Ende der 1990er Jahre
haben viele wissenschaftliche Fachgesellschaften und auch die Deutsche
Forschungsgemeinschaft (DFG) das Thema der guten wissenschaftlichen Praxis
in den Fokus gerückt und Grundprinzipien zur Sicherung guter wissenschaftlicher
Praxis herausgegeben (DFG 1998, 2013). Wissenschaftliche Arbeit unterliegt in
vielen Gebieten rechtlichen und standesrechtlichen Regelungen, Verhaltensregeln
(z. B. Deklaration von Helsinki; vgl. World Medical Association 2013) und
Normen. Jede Universität und Forschungseinrichtung ist verpflichtet, Grundsätze
der wissenschaftlichen Praxis aufzustellen und eine Ombudsperson zu benennen
sowie eine entsprechende Kommission einzusetzen, der die Überwachung guter
wissenschaftlicher Praxis obliegt und die bei wissenschaftlichem Fehlverhalten
angesprochen werden kann (DFG 2013; Grifka et al. 2018). Demnach sollen
Regeln guter wissenschaftlicher Praxis insbesondere in den folgenden Bereichen
angewandt werden (DFG 2013):

- Allgemeine Prinzipien wissenschaftlicher Arbeit (z. B. *lege artis* zu arbeiten,
  Resultate zu dokumentieren, in Bezug auf Beiträge von Kooperationspartnern,
  Konkurrenten, Vorgängern strikt ehrlich zu sein)
- Zusammenarbeit und Leitungsverantwortung in Arbeitsgruppen
- Betreuung des wissenschaftlichen Nachwuchses
- Sicherung und Aufbewahrung von Primärdaten
- Wissenschaftliche Veröffentlichungen

© Springer-Verlag GmbH Deutschland, ein Teil von Springer Nature 2020   93
M. Fröhlich et al., *Einführung in die Methoden, Methodologie und Statistik im Sport*,
https://doi.org/10.1007/978-3-662-61039-8_9

Diese von der DFG postulierten Regeln bilden die Basis der Grundsätze guter wissenschaftlicher Praxis von Universitäten und Forschungseinrichtungen. Dies bedeutet, dass sich alle Universitäten und Forschungseinrichtungen verpflichtet haben, nach anerkannten wissenschaftlichen Standards zu arbeiten, alle Schritte und Resultate einer Studie vollständig zu dokumentieren und die Studienprotokolle und Primärdaten sicher aufzubewahren, die Validität und Reproduzierbarkeit aller Ergebnisse von Experimenten und anderen Forschungsdesigns kritisch und konsequent zu überprüfen und selbst anzuzweifeln, eine strikte Ehrlichkeit im Hinblick auf die Beiträge von Partnern/Partnerinnen zu wahren und in allen Publikationen die geistige Urheberschaft anderer zu achten und alle Zitate und Übernahmen ordnungsgemäß auszuweisen (vgl. z. B. Institut für Neue Materialien 2016).

Wissenschaftliches Fehlverhalten liegt dann vor, wenn in einem wissenschaftlichen Zusammenhang vorsätzlich oder grob fahrlässig Falschangaben gemacht, Rechte des geistigen Eigentums verletzt werden oder die Forschungstätigkeit anderer beeinträchtigt wird.

Als wissenschaftliches Fehlverhalten gelten beispielsweise die Erfindung und *Fälschung von Daten* oder das *Plagiat.* Im Folgenden werden einige Beispiele aufgeführt, in deren Rahmen ein wissenschaftliches Fehlverhalten, ganz gleich ob absichtlich oder aufgrund unsauberen wissenschaftlichen Arbeitens, möglich ist.

▶ Das *Fremdplagiat,* d. h. die Nutzung von Texten, Abbildungen oder Konzepten Dritter, ohne diese zu kennzeichnen, ist das wohl bekannteste und unstrittigste wissenschaftliche Fehlverhalten (Grifka et al. 2018). Viele Studierende wissen jedoch nicht, dass auch ein sogenanntes *Eigenplagiat* oder *Selbstplagiat* als wissenschaftliches Fehlverhalten geahndet wird. Unter einem Eigenplagiat versteht man die Wiederverwendung eigener, bereits an anderer Stelle publizierter Texte in einer neuen Veröffentlichung, wenn hierbei keine Zitierung mit Hinweis auf die ursprüngliche Quelle vorliegt.

Bei der Verwendung von bereits publizierten *Abbildungen* ist sorgfältig zu prüfen, woher die Abbildung stammt. Diese Angaben werden zum einen für die korrekte Zitation benötigt, zum anderen kann darüber auch geklärt werden, ob vor der Verwendung gegebenenfalls noch entsprechende Rechte eingeholt werden müssen, um die Abbildung tatsächlich verwenden zu dürfen. Dies bedeutet, neben der korrekten Zitation sind in diesem Fall auch Urheber- und Nutzungsrechte zu berücksichtigen. Unstrittig ist auch, dass Daten nicht manipuliert werden dürfen. In der wissenschaftlichen Praxis kann jedoch bereits das Weglassen von Daten als Manipulation gelten (Grifka et al. 2018). Hierzu gehört insbesondere das Auswählen erwünschter oder die Zurückweisung unerwünschter Ergebnisse oder Auswertungsverfahren, ohne dies offenzulegen, oder die Manipulation in einer Darstellung oder Abbildung (Institut für Neue Materialien 2016). Auch ist darauf zu achten, dass im Rahmen von Studien erhobene Primärdaten unter Wahrung aktueller Datenschutzbestimmungen auf haltbaren und gesicherten Trägern zehn Jahre lang aufzubewahren sind (DFG 2013).

Im Kontext der Wissenschaft stellen Publikationen das zentrale Element dar, durch das Erkenntnisfortschritt gewonnen wird und neue Erkenntnisse beurteilt und implementiert werden können. Aber nur dann, wenn in Publikationen präzise, vollständig und transparent berichtet wird, sind diese geeignet, Wissenschaft voranzubringen. Werden im Rahmen von Studien Ergebnisse nur teilweise publiziert, werden Untersuchungen fehlerhaft durchgeführt und auch fehlerhaft publiziert, so kann dies gravierende Folgen nach sich ziehen (Stevanovic et al. 2015).

9.2   Formalia der Durchführung wissenschaftlicher Studien

Studienregistrierung

Auch die selektive Publikation von Daten und Ergebnissen kann zu einer Schieflage der vorliegenden Evidenz in einem Fachgebiet führen (sogenannter Publikationsbias) (Joober et al. 2012). Der Hintergrund für einen Publikationsbias ist die bevorzugte Veröffentlichung positiver Studienergebnisse (Greco et al. 2013; Sterne et al. 2011), da diese tatsächlich meist eher, schneller und in renommierteren Zeitschriften publiziert werden können (Hopewell et al. 2007). Im Umkehrschluss werden also Untersuchungen mit „negativen" Outcomes, also Studien, bei denen die Hypothese(n) zurückgewiesen wurde(n), oft nicht oder deutlich weniger prominent veröffentlicht; u. a. eine Problematik für die Validität systematischer Reviews oder Metaanalysen. Eine ähnliche und verwandte Problematik ist die fokussierte Publikation lediglich ausgewählter Analysen der Untersuchung (meist mit positiven Ergebnissen) (Dwan et al. 2013).

Klinische Studien im Spannungsfeld des körperlichen Trainings sind besonders von diesem *Outcome Reporting Bias in Trials* (ORBIT) (Dwan et al. 2013) betroffen, da die Vielzahl möglicher Effekte, die bspw. ein Krafttraining auslöst, dazu verführt, eine Vielzahl von Endpunkten zu adressieren („Jäger-und-Sammler-Mentalität"). Ohne an dieser Stelle auf die Notwendigkeit einer Beschränkung und Hierarchie von Studienendpunkten einzugehen, ist die Konsequenz dieser Vorgehensweise eine retrospektive Akzentuierung positiver Ergebnisse und eine Unterschlagung negativer Ergebnisse in der Publikation. Im Extremfall wird ein Zufallsergebnis eines nachrangigen Tests nachträglich zum primären Studienendpunkt erklärt – eine wissenschaftlich völlig unangemessene Vorgehensweise. Aus Gründen der Transparenz, aber auch der Information und der Vermeidung paralleler Studien gleicher Zielsetzung sind öffentlich zugängliche Register klinischer Studien gefordert (DeAngelis et al. 2004). Das größte und bekannteste öffentliche Register (klinischer) Studien ist das amerikanische Register ClinicalTrials.gov. In Deutschland ist das Deutsche Register Klinischer Studien (DRKS) ebenfalls kostenlos und frei zugänglich. Inhalte der Registrierung sind immer eine strukturierte und standardisierte Eingabe von Studientiteln, Kurzbeschreibungen, Ein- und Ausschlusskriterien, Studienstatus und Endpunkten. Daneben werden von den Registrierungsplattformen, bspw. von ClinicalTrials.gov, zusätzliche

Daten zu Studientyp, Sponsoren, Genehmigung durch Ethikkommission und/ oder Aufsichtsbehörden, Studiendesign, Festlegung primärer/sekundärer Endpunkte, Fallzahlberechnung, Operationalisierung, Messinstrumente, Datenanalyse, Ansprechpartner sowie Rolle der Mitarbeiter in der Studie erhoben. Dabei beschränkt sich der Registrierungsgedanke nicht ausschließlich auf klinische Studien. Auch Beobachtungsstudien oder Querschnittstudien können in den oben genannten Datenbanken registriert werden. Mit PROSPERO (International Prospective Register of Systematic Reviews) steht ebenfalls eine Registrierungsplattform für systematische Reviews zur Verfügung.

Eine Registrierung von Studien ist behördlicherseits zumindest im Grundsatz nicht verbindlich gefordert. Allerdings wird zunehmend im Bereich der Forschungsförderung mit öffentlichen Geldern, aber auch verstärkt bei der Auftragsforschung eine Registrierung, z. T. schon vor Vertragsabschluss erwartet. Zudem ist eine Registrierung klinischer Studien und (eingeschränkt) systematischer Reviews im Fall der wissenschaftlichen Veröffentlichung der Untersuchung relevant. Viele namhafte Zeitschriften sind inzwischen dazu übergegangen, lediglich Untersuchungen mit nachgewiesener Studienregistrierung anzunehmen. Diese fortschreitende Entwicklung wird in den kommenden Jahren voraussichtlich zu einer faktisch zwingenden Studienregistrierung führen – einem Prozess, der grundsätzlich zu begrüßen ist.

Insofern ist, zumindest wenn eine Publikation in einer Fachzeitschrift oder eine anderweitige wissenschaftliche Dissemination der Studiendaten geplant ist, eine Studienregistrierung durch den Studienverantwortlichen nötig. Ist ein angemessen durchdachtes und strukturiertes Studiendesign bereits vorhanden, so hält sich der Aufwand der Studienregistrierung in Grenzen – Kosten für die Registrierung entstehen im Übrigen keine. Es empfiehlt sich jedoch, insbesondere bei register. clinicaltrials.gov, einen einschlägig erfahrenen Kollegen heranzuziehen, da die Abfragen des Datenbanksystems nicht zwingend selbsterklärend sind oder nicht immer den Landesgegebenheiten gerecht werden.

Ethikkommission
Klinische Studien sollten im Vorfeld der Durchführung zur Prüfung einer Ethikkommission (EK) vorgelegt werden. Unter klinischen Studien fasst man sowohl Interventions- als auch lediglich beobachtende Studien zusammen (Rohrig et al. 2009); insofern kann dieser Aspekt durchaus auch für trainingswissenschaftliche Fragestellungen relevant sein. Tatsächlich wäre eine Vorlage jeder einschlägigen Abschluss- (Master, Bachelor) oder Zulassungsarbeit verfehlt und würde die ehrenamtliche Arbeit der universitären Kommissionen vor Ort, auch bei der Zuarbeit durch professionelle Mitarbeiter, schlicht überfordern. Gleichwohl ist bei einer beabsichtigten Publikation ein positives Votum der EK, je nach Zeitschrift, hilfreich bis unerlässlich. Auch im Rahmen der oben skizzierten Studienregistrierung ist die Einbeziehung bzw. „Beratung" durch eine EK ein verbindlich anzugebender Aspekt. Obgleich eine „Empfehlung zur Begutachtung klinischer Studien durch die Ethikkommission" (Raspe et al. 2012) vorliegt, können an dieser Stelle, bedingt durch die sehr heterogene Vorgehens- und Arbeitsweise der

einzelnen Kommissionen, nur wenige übergreifende Praxisempfehlungen zur erfolgreichen Einreichung an die EK von Universitäten oder Hochschulen erteilt werden.

Da eine universitäre EK im Allgemeinen an der Medizinischen Fakultät implementiert ist und nicht jede Universität oder Hochschule eine medizinische Ausrichtung aufweist, ist zunächst zu prüfen, wer der Adressat des Ethikantrags ist. Viele Universitäten oder Hochschulen ohne eigene EK pflegen Kooperationen mit anderen Einrichtungen, die eine EK installiert haben. Im Weiteren sind Einreichungsfristen und Deadlines der Einreichung zu prüfen. Die Erstellung des Ethikantrags ist abhängig von der jeweiligen beratenden Kommission, bezüglich Umfang, Inhalt, Prozedere und Bearbeitungszeitraum, sehr heterogen. Ethikkommissionen größerer universitärer Einrichtungen stellen für die Einreichung überwiegend Onlineplattformen bereit und bieten einen Beratungsservice durch Mitarbeiter der Geschäftsstellen der EK an. Die Bearbeitungszeit bis zum positiven Ethikvotum kann bei wenigen Tagen bis – bei Formfehlern, inhaltlichen Nachfragen und wiederholter Einreichung – mehreren Monaten liegen. Da der geplante Projektverlauf somit erheblich verzögert werden kann, ist eine gute Vorbereitung des Antrags idealerweise unter Mitwirkung eines einschlägig erfahrenen Kollegen oder ggf. der Geschäftsstelle der EK ratsam.

Obwohl die konkreten Vorgaben der lokalen EK an die Antragstellung ganz zentral von Thematik, Art und Inhalten des einzureichenden Projekts abhängen, sind viele Aspekte übergreifend und sollen an dieser Stelle kurz skizziert werden. Grundsätzlich orientieren sich Ethikkommissionen an forschungsethischen Grundprinzipien, die durch Prüfpunkte spezifiziert sind (Raspe et al. 2012) und die es bei der Erstellung des Ethikantrags zu berücksichtigen und zu adressieren gilt. Aus Sicht der Antragsteller sind die folgenden Aspekte von Relevanz:

- *Sozialer Wert:* Kann durch das vorgelegte Projekt ein (kultureller, wissenschaftlicher, gesundheitlicher oder anderweitiger) Nutzen erzielt werden, und werden die Studienergebnisse angemessen verbreitet? Hier sollte der Antragsteller hinreichend begründen, dass die entsprechende Fragestellung bisher nicht hinreichend geklärt wurde. Spezifiziert wird dieses Prinzip durch Fragen/Angaben zu Studienleitung und Studiengremium, zum Studienprotokoll (derzeitiger Wissenstand, Studienrationale, -ziele und -endpunkte), zu den Studienteilnehmern und zur geplanten Verbreitung der Studienergebnisse.
- *Wissenschaftliche Validität:* Neben der Studienleitung und deren Qualifikation können in diesem Zusammenhang zusätzlich Prüfpunkte wie Studienfinanzierung, Studiendurchführung (monozentrisch – multizentrisch), Interessenskonflikte, ausführliches wissenschaftliches Studienprotokoll mit Arbeits- und Zeitplan und biometrische Aspekte adressiert werden.
- *Faire Studienteilnehmerauswahl:* Die Forschungsziele, Durchführbarkeit und Risiko/Nutzen-Aspekte müssen die primäre Basis für die Auswahl der Studienteilnehmer sein. Faktoren wie Sozialstatus, leichter Zugang und einfache Rekrutierungsmöglichkeit sollten nicht die Grundlage sein, die Zielpopulation zu bestimmen. Prüfpunkte sind neben Studienleitung/-gremien biometrische

Größen (insbesondere Fallzahlabschätzung, Studiendesign), die Teil-
nehmerselektion im Studienprotokoll mit vollständiger Auflistung und ggf.
Begründung der Eligibilitätskriterien, des Rekrutierungsverfahrens und der
Repräsentativität der Stichprobe.

- *Vorteilhaftes Verhältnis von Nutzen- und Schadenspotential:* Prüfpunkte, die
  in Zusammenhang mit diesem Grundprinzip stehen, haben für die Ethikkommissionen die wohl höchste Relevanz. In einem dezidierten Abschnitt des
  Antrags müssen Risiko und Nutzen der Studienteilnahme vom Antragsteller
  besonders sorgfältig und ausführlich, ggf. auch strukturiert aus unterschiedlichen
  Sichtweisen (z. B. Nutzen für Wissenschaft, Heilkunde, Teilnehmer) dargelegt
  werden. Überwiegt das Risiko den Nutzen für den Teilnehmer, so muss der
  soziale Nutzen der Untersuchung besonders hoch liegen bzw. vom Antragsteller
  sehr deutlich gemacht werden, um ein positives Votum der Kommission zu
  erlangen. Prüfpunkte von Relevanz sind hier Aspekte wie derzeitiger Wissens-
  stand, Studienrationale, Intervention, Abbruchkriterien (Tests, Intervention),
  vorzeitiger Studienabbruch durch Studienleitung oder Teilnehmer, adjuvante
  medizinische/psychosoziale Betreuung und Informationen bzw. Wahrscheinlichkeit von möglichen Nebenwirkungen oder unerwünschten Ereignissen.
- *Unabhängige Begutachtung:* An dieser Stelle geht es primär darum, die
  Neutralität und Unabhängigkeit der Untersuchung zu erfragen. Neben
  Fragen zu möglichen Interessenskonflikten sind die Prüfpunkte „rechtliche
  Bestimmungen" (z. B. Medizinproduktegesetz, Strahlenschutzverordnung[1]),
  Teilnehmerinformation und Einwilligungserklärung, finanzielle Regelungen
  (Aufwandsentschädigung für Studienteilnehmer, angemessenes Honorar für
  Studiendurchführende), datenschutzrechtliche Aspekte und Kontrolle der
  Studiendurchführung (Monitoring, Audits) zu beachten. Zusätzlich sollte
  bereits an dieser Stelle eine Finanzierung oder Unterstützung der Studie durch
  Dritte offengelegt werden. Angaben zu Unterstützungsgrad (Kooperations-
  projekt mit Personal- oder Sachmittelunterstützung, Auftragsstudie mit voller
  Kostenübernahme), Rechtsstellung, Verantwortlichkeiten und Einflussnahme/
  Mitwirkungsgrad auf Studienprotokoll, Datenerhebung, -analyse und ins-
  besondere Verbreitung der Studienergebnisse sind anzugeben. Vertragliche
  Regelungen sind beizulegen.
- *Informierte Einwilligung der Teilnehmer:* Neben Datenschutz, Datenhaltung
  und Einwilligungsfähigkeit der Teilnehmer sind die Angemessenheit und
  Nachvollziehbarkeit der Studieninformation hier ebenso Prüfkriterien. Im All-
  gemeinen sind dem Studienprotokoll bereits die Teilnehmerinformation und die
  Einwilligungserklärung der EK zur Prüfung vorzulegen. Erfahrungsgemäß legen
  Ethikkommissionen auf diesen Aspekt zu Recht besonderen Wert. Neben der
  Vollständigkeit der Informationen inklusive Prozedere der Gruppenallokation
  (randomisierte Zuordnung in Parallelgruppendesign/frei wählbar/cross-over mit

---

[1]Vgl. hierzu Novellierung der Strahlenschutzverordnung mit neu hinzugekommenen Inhalten zur
nichtionisierenden Strahlung (BMU 2019).

Wartegruppendesign?), Schilderung des Risikos und Nutzens der Teilnahme, versicherungs- und datenschutzrechtliche Aspekte, Aufwandsentschädigungen, Information zum Studienabbruch, Datenaufbewahrung und -zugang ist die Verständlichkeit der Information für den Studienteilnehmer unter Berücksichtigung der Zielstichprobe von besonderer Bedeutung.

- *Respekt gegenüber den Studienteilnehmern:* An dieser Stelle geht es primär um die Behandlung der Teilnehmer während der Rekrutierung und Studiendurchführung sowie nach Studienende. Relevante Aspekte sind hier Allokation in die Gruppen, Intervention, Verblindung, vorzeitiger Studienabbruch, versicherungs- und datenschutzrechtliche Bestimmungen, adjuvante medizinische und/oder psychosoziale Betreuung, die Aspekte unerwünschter Nebenwirkung/Seiteneffekte und/oder Ereignisse.

- *Gemeinschaftliche Teilhaberschaft:* Neben ethischen/moralischen Aspekten kann die Mitwirkung der Gemeinschaft an der Studie einen wichtigen Beitrag zur Akzeptanz der Maßnahme, zur Verbreitung der Ergebnisse und zur möglichen nachhaltigen Implementierung des Forschungsprojekts bieten. Konkret kann bspw. eine Untersuchung unter Mitwirkung der Interessensverbände der Teilnehmer (z. B. Seniorennetzwerke, Verbände) bzw. Betroffenen (Patientenvertretungen wie Osteoporose-Dachverbänden) geplant und durchgeführt werden. Im Antrag sind neben den bereits oben genannten Punkten insbesondere die Prüfpunkte „Sponsor" (Rolle des Sponsors, Rechte/Pflichten, Verantwortlichkeiten, Verträge) und weitere Verbreitung und Kommunikation der Ergebnisse zu beschreiben.

Die Vielzahl der oben aufgeführten Aspekte und ihre z. T. inhärenten Problematiken „schrecken" oft von der Erstellung eines Ethikantrags bei nicht EK-pflichtigen Thematiken ab. Trotz vielfacher Überschneidungen der über 30 Prüfpunkte (Übersicht und spezifische Prüfkriterien in Raspe et al. 2012) und des Umstands, dass im vorliegenden Bereich der sportwissenschaftlichen Forschung viele der oben aufgeführten Prüfpunkte nicht von Relevanz sein müssen, kann der Erstellungsaufwand, je nach Vorgabe der jeweiligen lokalen EK, extrem variieren. Neben den oben genannten Publikationsaspekten ist ein Hauptargument für die Erstellung eines Ethikantrags in nicht prüfungspflichtigen Thematiken die vertiefte Beschäftigung der Untersucher mit dem Projekt unter übergreifender und strukturierter Berücksichtigung aller Aspekte humanbiologischer Forschung.

9.3 Auswahl des geeigneten Studientyps

Zur möglich optimalen Adressierung der Forschungsfrage ist die Frage nach dem geeigneten Studientyp ein erster und sehr wichtiger Aspekt. Der *Studientyp* und das damit verbundene *Studiendesign* entscheiden maßgeblich über die wissenschaftliche Qualität und Aussagekraft einer Untersuchung (siehe auch Kap. 11) (Rohrig et al. 2009). Entsprechende Fehler in der Planung sind später kaum zu korrigieren.

Grundsätzlich untergliedert sich die medizinische Forschung, an der sich die sportmedizinische/trainingswissenschaftliche Forschung sehr stark orientiert, in Primär- und Sekundärforschung (Rohrig et al. 2009). In der Sekundärforschung werden bereits vorhandene Studienergebnisse mittels Reviews und Metaanalysen zusammengefasst, ohne den vorhandenen Datenpool zu erweitern. Die Primärforschung generiert hingegen völlig neue Daten im Rahmen von Forschungsstudien, die man wiederum in die Bereiche *experimentelle Forschung* (Grundlagenforschung), *klinische Forschung* und *epidemiologische Forschung* gliedert (Rohrig et al. 2009). Während dem Bereich Sekundärforschung ein eigenes Kapitel gewidmet ist (Kap. 12), soll der Bereich Primärforschung hier kurz skizziert werden.

Grundsätzlich können alle Bereiche der Primärforschung nochmals in theoretisch versus angewandt (Grundlagenforschung) bzw. beobachtend versus experimentell (klinische und epidemiologische Forschung) Forschung gegliedert werden (Rohrig et al. 2009). Innerhalb der klinischen Forschung sind experimentelle Studien Untersuchungen, in denen eine *Intervention,* also ein Eingriff/eine Behandlung bspw. im Sinne einer neu aufzunehmenden Trainingsmaßnahme, erfolgt. Bei nicht interventionellen, also beobachtenden Studien erfolgen keine bzw. zumindest keine im Zusammenhang mit dem Beobachtungsschwerpunkt stehende neue Eingriffe/Behandlungen. Meist wird eine Gruppe, die ein besonderes Merkmal aufweist, mit einer Gruppe ohne dieses Merkmal über eine gewisse Zeitdauer verglichen. Die Studienteilnehmer werden dabei lediglich beobachtet und ihre Daten gesammelt (Tab. 9.1).

Tab. 9.1 Die wichtigsten Studiendesigns und ihre Anwendungsbereiche in der Übersicht. Die Aufzählung führt von „starken" (oben) zu eher „schwachen" (unten) Studiendesigns

Metaanalyse	Statistisches Verfahren, um die Ergebnisse verschiedener Studien mit derselben Fragestellung quantitativ zusammenzufassen und zu bewerten
Randomisierte, kontrollierte Studie (RCT)	Vergleich von Test- und Kontrollgruppe(n) mit zufälliger Allokation von Teilnehmern in die Gruppen (Randomisierung) unter standardisierten, experimentellen Bedingungen und Intervention
Nichtrandomisierte Interventionsstudie	Vergleich von Test- und Kontrollgruppe(n) ohne Gruppenallokation durch die Untersucher unter standardisierten, experimentellen Bedingungen und Intervention
Kohortenstudie	Beobachtungstudie (keine Intervention): Gruppen mit unterschiedlichen Ausgangssituationen, Behandlungsformen etc. werden über einen festgelegten Zeitraum beobachtet und evaluiert
Querschnittstudie	Untersuchungen zu lediglich einem bestimmten, definierten Messzeitpunkt; Erfassung von Zusammenhängen von Variablen ohne zeitliche Prognose; kein experimentelles Design
Fall-Kontroll-Studie	Personen, die ein gewisses Kriterium oder Merkmal erfüllen, werden ausgewählt und retrospektiv mit einer Kontrollgruppe verglichen; Unterschiede zwischen den Gruppen deuten auf eine Beziehung zwischen Faktor und Merkmalsausprägung hin (kein kausaler Zusammenhang)
Fallberichte	Analyse des zeitlichen Verlaufs des avisierten Studienendpunktes bei einzelnen Probanden unter Berücksichtigung der Intervention

9.4   Richtlinien zur Strukturierung und Berichterstattung von Untersuchungen

Das EQUATOR-Netzwerk (EQUATOR = Enhancing the QUAlity and Transparency Of health Research) (Groves 2008) ist eine internationale Initiative und wissenschaftliche Dachorganisation, die u. a. versucht, durch verstärkte Nutzung von Leitlinien eine transparente und präzise Berichterstattung von Forschungsberichten zu fördern. Diese *Reporting Guidelines* enthalten jeweils eine Checkliste mit einer strukturierten Festlegung von Aspekten, die in der Publikation enthalten sein sollen, um dem Leser die notwendigen Informationen vorzulegen, damit letztlich alle relevanten Aspekte (u. a. Nachvollziehbarkeit, Anwendungs- und Geltungsbereich, methodische, disziplinspezifische und inhaltliche Qualität) einer Studie angemessen einzuschätzen sind. Es empfiehlt sich, bereits bei der Studienplanung die entsprechenden Leitlinien angemessen zu berücksichtigen. Bei Einreichung einer Publikation wird vom Autor zunehmend oft eine strukturierte Berichterstattung mit Checkliste erwartet. Ein klassisches Beispiel ist die CONSORT-Checkliste (CONSORT = Consolidated Standards of Reporting Trials), die nicht nur erfasst, ob die Aspekte im Manuskript berücksichtigt wurden, sondern auch, auf welcher Seite des Manuskripts die Information erfolgte. Die verbindliche Vorgabe zur Struktur wissenschaftlicher Untersuchungen ist sehr zu begrüßen, da sie eine belastbare Grundlage für die Berichterstattung durch den Verfasser der Arbeit/Publikation darstellen und die nachfolgende Bewertung durch Gutachter, Fachbetreuer und Editor (Ziegler 2009) wesentlich erleichtert. Gerade der weniger beschlagene Autor sollte die Richtlinien als willkommenes Grundgerüst zur Studienplanung und besonders zum strukturierten „Abarbeiten" der Studienergebnisse nutzen. Insofern sind die unten aufgeführten Leitlinien nicht nur für den Verfasser einer Publikation mit Peer-Review-Verfahren, sondern für alle Verfasser von einschlägigen wissenschaftlichen Arbeiten (Bachelor-, Master-, Doktorarbeiten) von Relevanz. Leitlinien existieren für unterschiedliche Studientypen. Tab. 9.2 listet die im Fachbereich Sport-/Trainingswissenschaften relevanten Richtlinien und deren Anwendungsgebiete auf.

Die wohl bekannteste und am häufigsten verwendete Richtlinie ist die CONSORT-Richtlinie mit dem Anwendungsgebiet der randomisierten kontrollierten Studie (RCT). Da die RCT ein vielfach genutztes Studiendesign darstellt möchten wir auf diese Richtlinie etwas näher eingehen.

CONSORT-Richtlinie für randomisierte kontrollierte Studien
Korrekt durchgeführte randomisierte kontrollierte Studien stellen den Goldstandard zur Bewertung von Interventionen dar. Eine Leitlinie zur Durchführung solcher Studien ist das CONSORT-Statement (Tab. 9.3). Diese Richtlinie besteht aus insgesamt 25 Checklistenpunkten, die wiederum untergliedert sind. Eine Berücksichtigung dieser Checkliste beugt systematischen Fehlern und Verzerrungen (Bias) vor und soll dafür sorgen, dass Berichte über Studien dem Leser umfassend und vor allem strukturiert Informationen geben. Dies ermöglicht es,

Tab. 9.2 Leitlinien und deren Anwendungsgebiete im Fachbereich Sport-/Trainingswissenschaften

Randomisierte kontrollierte Studien (Moher et al. 2010)	Consolidated Standards of Reporting Trials (CONSORT)	Richtlinie zu randomisierten Studien mit Parallelgruppendesign
Observationsstudien (Vandenbroucke et al. 2007)	Strengthening the Reporting of Observational studies in Epidemiology (STROBE)	Richtlinien zu Beobachtungsstudien (Kohorten-, Fall- und Querschnittstudien)
Systematische Reviews und Metaanalysen (Moher et al. 2009)	Preferred Reporting Items of Systematic review and Meta-Analyses (PRISMA)	Richtlinie für systematische Reviews und Metaanalysen
Metaanalysen von Beobachtungsstudien (Stroup et al. 2000)	Meta-analysis of Observational Studies in Epidemiology (MOOSE)	Richtlinie für Metaanalysen von Beobachtungsstudien
Klinische Fallstudien (Gagnier et al. 2014)	CAse REporting (CARE) Guideline	Leitlinie zur Erstellung klinischer Fallberichte
Studienprotokolle (Chan et al. 2015)	Standard Protocol Items: Recommendations for Interventional Trials (SPIRIT)	Richtlinie zur Erstellung von Studienprotokollen für klinische Studien
(Behandlungs-)Leitlinien (Seto et al. 2017)	Appraisal of Guidelines for Research and Evaluation (AGREE II)	Beurteilung der methodischen Genauigkeit und Transparenz der Leitlinienentwicklung
Qualitative Forschungsmethoden (O'Brien et al. 2014; Tong et al. 2012)	Standards for Reporting Qualitative Research (SRQR) Enhancing transparency in reporting the synthesis of qualitative research (ENTREQ)	Leitfaden für Berichterstattung qualitativer Forschungsmethoden
Beschreibung der Intervention (Hoffmann et al. 2014)	Template for Intervention Description and Replication (TIDieR)	Instrument für Interventionsbeschreibung und Replikation
Beschreibung diagnostischer Verfahren (Bossuyt et al. 2003)	Standards for Reporting Studies of Diagnostic Accuracy (STARD Statement)	Berichte von Studien zu diagnostischen Verfahren

Studien leichter miteinander zu vergleichen und die richtigen Schlüsse aus den Studien zu ziehen.

Abb. 9.1 zeigt ein um einige Aspekte erweitertes CONSORT-Flussdiagramm („Flowchart"). Die von CONSORT (Moher et al. 2010; Schulz et al. 2010) vorgegebene klassische Version *(flow diagram of the progress through the phases of a parallel randomised trial of two groups)* adressiert den Teilnehmerfluss von der Beurteilung der Eignung bis zur Datenanalyse. Ziel ist es, dem Leser eine strukturierte Übersicht über den Studienverlauf auf der Basis der 1) an der Studie interessierten, 2) geeigneten, 3) den Gruppen randomisiert zugewiesenen, 4) die Intervention durchführenden, 5) bei der Kontrollmessung anwesenden und 6) in die Analyse eingeschlossenen Teilnehmer zu vermitteln.

Tab. 9.3 CONSORT-Statement – Checkliste für randomisierte kontrollierte Studien (RCT)

Abschnitt/Thema	Nummer	Beschreibung
Titel und Zusammenfassung		
	1a	Kennzeichnung im Titel als randomisierte Studie
	1b	Strukturierte Zusammenfassung von Studiendesign, Methoden, Resultaten und Schlussfolgerungen
Einleitung		
Hintergrund und Ziele	2a	Wissenschaftlicher Hintergrund und Begründung der Studie
	2b	Genaue Fragestellung und Hypothesen
Methoden		
Studiendesign	3a	Beschreibung des Studiendesigns (z. B. parallel, faktoriell, einschließlich Zuteilungsverhältnis der Patienten/Probanden zu den Gruppen)
	3b	Wichtige Änderungen der Methoden nach Studienbeginn (z. B. Eignungskriterien) mit Gründen
Probanden/Patienten	4a	Eignungskriterien der Probanden/Patienten
	4b	Umgebung und Ort der Studiendurchführung
Interventionen/ Behandlung	5	Durchgeführte Interventionen in jeder Gruppe mit präzisen Details, einschließlich, wie und wann die Interventionen durchgeführt wurden, um eine Replikation der Studie zu ermöglichen
Endpunkte	6a	Vollständig definierte, primäre und sekundäre Endpunkte (früher „Zielkriterien" genannt), einschließlich, wie und wann sie erhoben wurden
	6b	Änderungen der Endpunkte nach Studienbeginn mit Angabe der Gründe
Fallzahlbestimmung	7a	Wie wurde die Fallzahl berechnet?
	7b	Falls zutreffend, Erklärung aller Zwischenanalysen und Abbruchkriterien
Randomisierung		
Erzeugung der Behandlungsfolge	8a	Methode zur Generierung der Zufallszuteilung
	8b	Art der Randomisierung; Details jedweder Restriktionen (z. B. Blockbildung, -größe)
Mechanismen der Geheimhaltung der Behandlungsfolge	9	Mechanismen zur Umsetzung der Zuteilungssequenz (z. B. sequenziell nummerierte Behälter) und Beschreibung aller Schritte zur Geheimhaltung der Sequenz bis zur Interventionszuordnung
Durchführung	10	Wer führte die Zufallszuteilung durch? Wer nahm die Teilnehmer in die Studie auf? Wer teilte die Teilnehmer den Interventionen zu?

(Fortsetzung)

Tab. 9.3 (Fortsetzung)

Abschnitt/Thema	Nummer	Beschreibung
Verblindung	11a	Falls durchgeführt, wer war bei der Interventions-zuordnung verblindet (z. B. Teilnehmer, Ärzte, Therapeuten, diejenigen, die die Endpunkte beurteilen)?
	11b	Falls relevant, Beschreibung der Ähnlichkeit der Interventionen
Statistische Methoden	12a	Statistische Methoden, die zum Vergleich der Gruppen hinsichtlich primärer und sekundärer Endpunkte eingesetzt wurden
	12b	Methoden, die für zusätzliche Analysen eingesetzt wurden, wie Subgruppenanalysen, adjustierte Analysen
Ergebnisse		
Ein- und Ausschlüsse (ein Flussdiagramm wird dringend empfohlen; Abb. 9.1)	13a	Für jede Gruppe Anzahl der Studienteilnehmer, die randomisiert zugeteilt wurden, die die geplante Intervention erhielten und die hinsichtlich des primären Endpunktes analysiert wurden
	13b	Für jede Gruppe Anzahl der Studienausscheider und Ausschlüsse nach Randomisierung mit Angabe von Gründen
Aufnahme/ Rekrutierung	14a	Zeitraum der Rekrutierung und Nachbeobachtung
	14b	Warum die Studie endet oder gestoppt wurde
Patienten-charakteristika zu Studienbeginn (baseline data)	15	Tabelle demografischer und klinischer Charakteristika für jede Gruppe
Anzahl der aus-gewerteten Probanden/ Patienten	16	Für jede Gruppe Anzahl der Teilnehmer, die in die Analyse eingeschlossen wurden, und Angabe, ob diese der Anzahl der ursprünglich zugeteilten Gruppe entsprach
Ergebnisse und Schätz-methoden	17a	Für jeden primären und sekundären Endpunkt Ergebnisse für jede Gruppe und die geschätzte Effektgröße sowie ihre Präzision (z. B. 95 %-Konfidenzintervall)
	17b	Für binäre Endpunkte wird empfohlen, sowohl die absoluten als auch die relativen Effektgrößen anzugeben
Zusätzliche Analysen	18	Resultate von weiteren Analysen, einschließlich Subgruppenanalysen und adjustierten Analysen, mit Angabe, ob diese präspezifiziert oder exploratorisch durchgeführt wurden
Schaden	19	Alle wichtigen Schäden (früher „unerwünschte Wirkungen" genannt) innerhalb jeder Gruppe
Diskussion		
Limitierungen	20	Studienlimitierungen mit Angabe zu potenzieller Verzerrung, fehlender Präzision und, falls relevant, Multiplizität von Analysen

(Fortsetzung)

Tab. 9.3 (Fortsetzung)

Abschnitt/Thema	Nummer	Beschreibung
Generalisierbarkeit	21	Generalisierbarkeit (externe Validität, Anwendbarkeit) der Studienergebnisse
Interpretation	22	Interpretation konsistent mit den Ergebnissen, Abwägungen des Nutzens und Schadens, Berücksichtigung anderer relevanter Evidenz
Zusätzliche Informationen		
(Studien)Registrierung	23	Registrierungsnummer und Name des Studienregisters
	24	Wo kann das vollständige Protokoll eingesehen werden?
	25	Quellen der Finanzierung, Unterstützungen, Rolle des Geldgebers, Interessenskonflikte

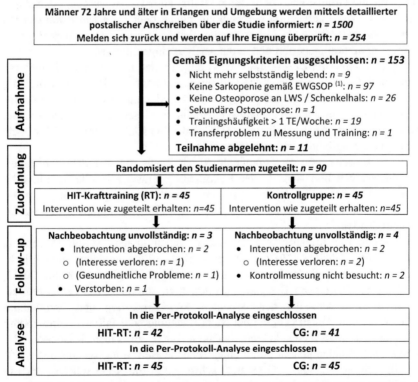

(1) Cruz-Jentoft AJ, Landi F, Schneider SM, Zuniga C, Arai H, Boirie Y, Chen LK, Fielding RA, Martin FC, Michel JP, Sieber C, Stout JR, Studenski SA, Vellas B, Woo J, Zamboni M, Cederholm T. Prevalence of and interventions for sarcopenia in ageing adults: a systematic review. Report of the International Sarcopenia Initiative (EWGSOP and IWGS). Age Ageing. 2014;43: 748-59. doi:10.1093/ageing/afu115

Abb. 9.1 Beispiel für ein erweitertes Flussdiagramm gemäß CONSORT (Moher et al. 2010; Schulz et al. 2010)

Einige Details erscheinen dabei erklärungsbedürftig: Unter *Zuordnung* wird u. a. der Aspekt aufgegriffen, dass der Teilnehmer die ihm zugedachte Intervention nicht durchführte. Das kann der Fall sein, wenn ein Teilnehmer der Trainingsgruppe bspw. die geplante Intervention aus gesundheitlichen Gründen nicht durchführen kann. Ein anderer Grund wäre die Aufnahme einer relevanten Trainingsmaßnahme durch einen Teilnehmer der Kontrollgruppe.

Der Bereich „*Follow-up*", also letztlich die Kontrollbeobachtung nach Ablauf der Interventionsphase oder des Interventionsabschnitts, erfasst, für wie viele Personen, bedingt durch unterschiedliche, im Flussdiagramm zu nennende Gründe (z. B. Studienabbruch, Tod; Abb. 9.1) keine Nachbeobachtungswerte *(lost to follow-up)* erfasst werden konnten.

Schließlich soll unter (Daten-)Analyse angegeben werden, wie viele Teilnehmer je Gruppe in die Analyse eingeschlossen wurden. Bei einer *Intention-to-Treat-Analyse* (ITT), als primäres Analyseprinzip randomisierter klinischer Studien (RCT), werden alle über Randomisierung zugewiesenen Teilnehmer für die Gruppe analysiert, der sie initial zugewiesen wurden, unabhängig davon, ob sie die Intervention durchgeführt haben oder nicht *(once randomized always analyzed)*. Fehlende Daten werden dabei über geeignete Ansätze (z. B. multiple Imputation) generiert und in die Analyse eingeschlossen.

Wird eine *Per-Protokoll-Analyse* (PPA) angewendet, d. h., werden Teilnehmer wegen initial spezifizierter Kriterien ausgeschlossen (z. B. Unterschreitung einer definierten Trainingshäufigkeit), so sind Teilnehmerzahl und Gründe für den Ausschluss von der Datenanalyse ebenfalls an dieser Stelle anzugeben. Bei Anwendung beider Analyseprinzipien (ITT und PPA) sind entsprechend für beide Verfahren die Angaben aufzulisten (Abb. 9.1).

Unserer Einschätzung nach empfiehlt es sich, etwas früher in den Teilnehmerfluss einzusteigen und Aspekte der Rekrutierungsstrategie bereits im Flussdiagramm zu berichten. Des Weiteren sollten auch die jeweiligen Gründe für den Ausschluss und die Anzahl der ausgeschlossenen Personen bereits im Flowchart angezeigt werden.

Wie schon die Angaben zum Flowchart ahnen lassen, ist die Umsetzung der Richtlinie CONSORT 2010 nicht ganz trivial. Wir empfehlen die englischsprachige (Moher et al. 2010) oder deutschsprachige (Ziegler und Konig 2011), kommentierte Version mit Beispielen gründlich zu studieren, um Fehler zu vermeiden. Insbesondere bei den Aspekten *Randomisierung* und *Verblindung* existieren mehrere Fallstricke, die bei Nichtbeachtung oder falscher Adressierung nicht nur zu Missverständnissen, sondern auch zu einer Reduktion der methodischen Studienqualität durch entsprechende Bewertungsschemata (Scores; Kap. 10) führen können. CONSORT selbst oder die CONSORT-Checkliste sind allerdings grundsätzlich nicht als Instrument zur Qualitätserfassung von randomisierten klinischen Studien gedacht (Ziegler und Konig 2011). Tatsächlich kann aber nur bewertet werden, was angemessen und transparent berichtet wird. CONSORT 2010 erleichtert und standardisiert die Berichterstattung für Autor, Leser und Gutachter wesentlich. Die Berücksichtigung und Umsetzung dieser

Richtlinie ist idealerweise bereits innerhalb der Planung und Erstellung, spätestens jedoch bei der Berichtserstattung/Publikation des Projekts im Sinne guten wissenschaftlichen Arbeitens unbedingt anzuraten.

Literatur

BMU. (2019). *Verordnung zum Schutz vor schädlichen Wirkungen nichtionisierender Strahlung bei der Anwendung am Menschen (NiSV) (Vol. Teil I Nr. 41)*. Bonn: Bundesanzeiger Verlag.

Bossuyt, P. M., Reitsma, J. B., Bruns, D. E., Gatsonis, C. A., Glasziou, P. P., Irwig, L. M., et al. (2003). Towards complete and accurate reporting of studies of diagnostic accuracy: The STARD initiative. *Clinical Radiology, 58*(8), 575–580.

Chan, A. W., Tetzlaff, J. M., Altman, D. G., Laupacis, A., Gotzsche, P. C., Krle, A. J. K., et al. (2015). SPIRIT 2013 statement: Defining standard protocol items for clinical trials. *Revista Panamericana de Salud Pública, 38*(6), 506–514.

DeAngelis, C., Drazen, J. M., Frizelle, F. A., Haug, C., Hoey, J., Horton, R., et al. (2004). Clinical trial registration: A statement from the International Committee of Medical Journal Editors. *Medical Journal of Australia, 181*(6), 293–294.

DFG. (1998). *Sicherung guter wissenschaftlicher Praxis*. Weinheim: Wiley-VCH.

DFG. (2013). *Sicherung guter wissenschaftlicher Praxis*. Weinheim: Wiley-VCH.

Dwan, K., Gamble, C., Williamson, P. R., Kirkham, J. J., & Reporting Bias, G. (2013). Systematic review of the empirical evidence of study publication bias and outcome reporting bias – An updated review. *PLoS ONE, 8*(7), e66844.

Gagnier, J. J., Kienle, G., Altman, D. G., Moher, D., Sox, H., Riley, D., et al. (2014). The CARE guidelines: Consensus-based clinical case report guideline development. *Journal of Clinical Epidemiology, 67*(1), 46–51.

Greco, T., Zangrillo, A., Biondi-Zoccai, G., & Landoni, G. (2013). Meta-analysis: Pitfalls and hints. *Heart Lung Vessel, 5*(4), 219–225.

Grifka, J., Feldmann, T., Hüttemann, K., Tillmann, B., & Meyer zu Tittingdorf, J. (2018). Gute wissenschaftliche Praxis. Konkretes Vorgehen bei Veröffentlichungen. *Forschung und Lehre, 25*(10), 874–877.

Groves, T. (2008). Enhancing the quality and transparency of health research. *BMJ, 337*, a718.

Hoffmann, T. C., Glasziou, P. P., Boutron, I., Milne, R., Perera, R., Moher, D., et al. (2014). Better reporting of interventions: template for intervention description and replication (TIDieR) checklist and guide. *BMJ, 348*, g1687.

Hopewell, S., Clarke, M., Stewart, L., & Tierney, J. (2007). Time to publication for results of clinical trials. *Cochrane Database Systematic Reviews* (2), MR000011.

Institut für Neue Materialien. (2016). *Guideline of INM – Leibniz Institute for New Materials (INM) for safeguarding good scientific practice and handling accusations of scientific misconduct*. Saarbrücken: INM.

Joober, R., Schmitz, N., Annable, L., & Boksa, P. (2012). Publication bias: What are the challenges and can they be overcome? *Journal of Psychiatry and Neuroscience, 37*(3), 149–152.

Moher, D., Hopewell, S., Schulz, K. F., Montori, V., Gotzsche, P. C., Devereaux, P. J., et al. (2010). CONSORT 2010 explanation and elaboration: Updated guidelines for reporting parallel group randomised trials. *BMJ, 340*, c869.

Moher, D., Liberati, A., Tetzlaff, J., & Altman, D. G. (2009). Preferred reporting items for systematic reviews and meta-analyses: The PRISMA statement. *Annals of Internal Medicine, 151*(4), 264–269, W264.

O'Brien, B. C., Harris, I. B., Beckman, T. J., Reed, D. A., & Cook, D. A. (2014). Standards for reporting qualitative research: A synthesis of recommendations. *Academic Medicine, 89*(9), 1245–1251.

Raspe, H., Hüppe, A., Strech, D., & Taupitz, J. (2012). *Empfehlung zur Begutachtung klinischer Studien durch die Ethikkommission*. Köln: Deutscher-Ärzte-Verlag GmbH.

Rohrig, B., du Prel, J. B., Wachtlin, D., & Blettner, M. (2009). Types of study in medical research: Part 3 of a series on evaluation of scientific publications. *Deutsches Ärzteblatt International, 106*(15), 262–268.

Schulz, K. F., Altman, D. G., & Moher, D. (2010). CONSORT 2010 statement: Updated guidelines for reporting parallel group randomised trials. *BMJ, 340,* c332.

Seto, K., Matsumoto, K., Kitazawa, T., Fujita, S., Hanaoka, S., & Hasegawa, T. (2017). Evaluation of clinical practice guidelines using the AGREE instrument: comparison between data obtained from AGREE I and AGREE II. *BMC Research Notes, 10*(1), 716.

Sterne, J. A., Sutton, A. J., Ioannidis, J. P., Terrin, N., Jones, D. R., Lau, J., et al. (2011). Recommendations for examining and interpreting funnel plot asymmetry in meta-analyses of randomised controlled trials. *BMJ, 343,* d4002.

Stevanovic, A., Coburn, M., & Rossaint, R. (2015). Mindestanforderungen an qualitativ hochwertige Berichte medizinischer Forschungsergebnisse. *Der Anaesthesist, 64*(12), 903–910.

Stroup, D. F., Berlin, J. A., Morton, S. C., Olkin, I., Williamson, G. D., Rennie, D., et al. (2000). Meta-analysis of observational studies in epidemiology: A proposal for reporting. Meta-analysis Of Observational Studies in Epidemiology (MOOSE) group. *Journal of the American Medical Association, 283*(15), 2008–2012.

Tong, A., Flemming, K., McInnes, E., Oliver, S., & Craig, J. (2012). Enhancing transparency in reporting the synthesis of qualitative research: ENTREQ. *BMC Medical Research Methodology, 12,* 181.

Vandenbroucke, J. P., von Elm, E., Altman, D. G., Gotzsche, P. C., Mulrow, C. D., Pocock, S. J., et al. (2007). Strengthening the Reporting of Observational Studies in Epidemiology (STROBE): Explanation and elaboration. *Annals of Internal Medicine, 147*(8), W163–194.

World Medical Association. (2013). World Medical Association Declaration of Helsinki: Ethical principles for medical research involving human subjects. *Journal of the American Medical Association, 310*(20), 2191–2194.

Ziegler, A. (2009). Reporting guidelines for research: Curse or blessing? *Deutsche Medizinische Wochenschrift, 134*(41), 2077.

Ziegler, A., & König, I. R. (2011). Guidelines for research reports: An application of CONSORT 2010 statements. *Deutsche Medizinische Wochenschrift, 136*(8), e2–8.

Evidenz und evidenzbasierte Praxis 10

Wolfgang Kemmler, Michael Fröhlich, Andrea Pieter
und Jochen Mayerl

10.1 Evidenzstufen wissenschaftlicher Publikationen

Der Begriff *evidence* (Evidenz) wird in der englischen Sprache recht vielfältig und nicht ausschließlich im wissenschaftlichen Kontext verwendet. Umgangssprachlich übersetzen lässt er sich mit „Gewissheit", „Nachweis", „Beleg", „Beweis", „Deutlichkeit". Versteht man die Evidenz als Skala, so bewegt sich das untere Ende des Spektrums im Bereich „Anhaltspunkt", „Anzeichen", „Möglichkeit", das obere Ende im Bereich „völlige Klarheit", „Offensichtlichkeit" oder „Beweis" (Mangold 2011).

Evidenzbasierte Praxis (EBP) ist nach Cochrane Deutschland als „der gewissenhafte, ausdrückliche und vernünftige Gebrauch der gegenwärtig besten externen, wissenschaftlichen Evidenz für Entscheidungen in der medizinischen Versorgung individueller Patienten" definiert. Die Praxis der *Evidence-based Medicine* (EbM) bedeutet die Integration individueller klinischer Expertise mit der best verfügbaren externen Evidenz aus systematischer Forschung (Sackett et al. 1997). Unter „bester verfügbarer externer Evidenz" ist dabei klinisch relevante Forschung, unter „individueller klinischer Expertise" das vom Therapeuten erworbene Können zu verstehen.

Die Prinzipien der EbM zur Adressierung einer klinischen Fragestellung setzt eine Vorgehensweise in fünf aufeinander folgenden Schritten voraus (Miksch et al. 2017):

1. Formulierung einer konkreten „suchtauglichen" Fragestellung, mit der in den einschlägigen Datenbanken sinnvoll und treffsicher recherchiert werden kann. Hierzu kann das sogenannte PICO-Schema (P = Population, I = Intervention, C = Comparison, O = Outcome) verwendet werden. Ein Beispiel für eine suchtaugliche Fragestellung zeigt Abb. 10.1.
2. Systematische Literaturrecherche (Kap. 11) anhand der ausgewählten PICO-Begriffe und deren Verknüpfung und Selektierung.

© Springer-Verlag GmbH Deutschland, ein Teil von Springer Nature 2020
M. Fröhlich et al., *Einführung in die Methoden, Methodologie und Statistik im Sport*,
https://doi.org/10.1007/978-3-662-61039-8_10

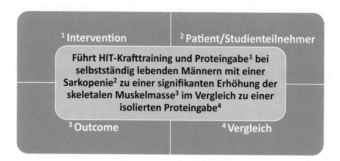

Abb. 10.1 Suchtaugliche Formulierung nach dem PICO-Schema. HIT = High Intensity Training

3. Bewertung der von der Literaturrecherche ermittelten Studien mittels Bewertungsschemata (z. B. PEDro, TESTEX) zur Erfassung der Studienqualität.
4. Überprüfung, ob die aus den ausgewählten Publikationen ermittelten Evidenzen auf den vorliegenden Fall Anwendung finden können oder ob eine alternative Vorgehensweise zu wählen ist. Hierzu sind Kovariate zu prüfen, die eine Anwendung der aus der Literatur abgeleiteten Vorgehensweise einschränken oder verhindern könnten.
5. Finale klinische Anwendung und Evaluierung der in Schritt 1 definierten Fragestellung.

Eine strukturierte Berichterstattung der Studien-/Forschungsergebnisse, idealerweise mit frei zugänglicher Veröffentlichung und Aufnahme in Literaturdatenbanken mit Suchfunktion, erhöhen abermals die einschlägige Evidenz im Fachgebiet.

10.2   Evidenzklassen und Empfehlungsgrade

Im Spannungsfeld der wissenschaftlichen Evidenz wird unterschiedlichen Studientypen aufgrund ihrer formalen und inhaltlichen Qualität und Vertrauenswürdigkeit ein bestimmter Evidenzgrad zugebilligt. Die Evidenzgrade weisen darauf hin, ob eine Forschungsarbeit qualitativ hochwertig ist *(interne Validität)* und ob man ihre Ergebnisse wissenschaftlich übertragen kann *(externe Validität)*. Tab. 10.1 zeigt eine häufig angewendete Rangfolge der Evidenz von Studien.

Als grobe Rangfolge für den Evidenzgrad gilt grundsätzlich:

Metaanalyse > RCT > Kohortenstudie > Fall-Kontroll-Studie > Expertenmeinung
Obwohl Metaanalysen und systematische Reviews (Kap. 12) mit der höchsten Evidenzstufe belegt sind, ist ihre jeweilige Validität und Relevanz im Spannungsfeld der trainingswissenschaftlichen Interventionsforschung kritisch

Tab. 10.1 Evidenzgrade von Studien gemäß der Agency for Healthcare Research and Quality (AHRQ; https://www.ahrq.gov/cpi/about/index.html)

1a	Evidenz durch Metaanalysen von mehreren randomisierten, kontrollierten Studien
1b	Evidenz aufgrund von mindestens einer randomisierten, kontrollierten Studie
2a	Evidenz aufgrund von mindestens einer gut angelegten, jedoch nicht randomisierten und kontrollierten Studie
2b	Evidenz aufgrund von mindestens einer gut angelegten quasi-experimentellen Studie
3	Evidenz aufgrund gut angelegter, nichtexperimenteller deskriptiver Studien, bspw. Vergleichsstudien oder Fall-Kontroll-Studien
4	Evidenz aufgrund von Berichten von Expertenausschüssen oder der klinischen Erfahrung anerkannter Autoritäten
5	Evidenz aufgrund von Fallserien oder mehreren Expertenmeinungen

zu prüfen (Kemmler 2013). Neben allgemeinen Kritikpunkten ist die wesentliche Limitation systematischer Reviews und Metaanalysen (Kap. 12) im sport-/trainingswissenschaftlichen Setting, dass durch die Kombination unterschiedlicher Belastungsinhalte, Belastungsnormativa und Trainingsprinzipien eine große Vielfalt möglicher Trainingsprotokolle zur Adressierung desselben Endpunktes vorliegen. Ein unreflektierter Einschluss von Untersuchungen, lediglich anhand der Literaturrecherche, kann zu einer „Äpfel-Birnen-Problematik" führen, also zu einer Zusammenführung nicht vergleichbarer Studien innerhalb einer (Meta-)Analyse. Die sportwissenschaftliche Expertise, in Abhängigkeit von der Anzahl der vorliegenden Untersuchungen und des adressierten Endpunktes, die angemessen homogene Studien in ausreichender Anzahl einschließt, um die nötige statistische Power zur Lösung der Forschungsfrage zu generieren, ist somit absolut essenziell – leider aber vielfach nicht vorliegend. Die Aufgabe, möglichst vergleichbare Untersuchungen in den systematischen Review bzw. die Metaanalyse einzuschließen, wird durch den Umstand erschwert, dass exakt dieselbe Forschungsfrage nicht mehrfach adressiert wird – im Gegenteil, der Untersucher wird unter Berücksichtigung bereits beantworteter Fragestellungen und der Ergebnisse einen weiterführenden Ansatz evaluieren, der sich naturgemäß von den vorliegenden Ansätzen hinsichtlich Charakter, Ausprägung und Effektivität maßgeblich unterscheidet. Im Detail können schon vergleichsweise geringe Unterschiede einzelner Parameter des Trainingsprotokolls wie Trainingshäufigkeit, Reizintensität, Bewegungsgeschwindigkeit, Ausbelastungsgrad, Progression oder Periodisierung (Toigo und Boutellier 2006) einen hohen Einfluss auf den avisierten Studienendpunkt nehmen (Gentil et al. 2017). Der Einfluss von einzelnen Größen mag sich biometrisch über Metaregression oder Subanalyse möglicherweise noch evaluieren lassen, die komplexen Kombinationen dieser Einzelparameter entziehen sich jedoch einer Einordnung (Gentil et al. 2017). Für den Trainingspraktiker ist die inhaltliche Bezugnahme auf eine Metaanalyse und ihre Umsetzung somit schwierig, da eine dezidierte Vorgabe der optimalen Trainingscharakteristika zur effektiven Adressierung eines Studienendpunktes durch eine Metaanalyse schlicht nicht geleistet werden kann. Insofern sei an dieser Stelle vor allzu unkritischem Gebrauch von Metaanalysen gewarnt (Kemmler 2013).

Nach diesem Exkurs sollen neben den Evidenzklassen auch die Evidenzgrade kurz erläutert werden. Die Evidenzklassen bedingen unter Miteinbeziehung von Konsensusaspekten (u. a. Nutzen-Risiko-Verhältnis, ethisch/ rechtliche Erwägungen, Anwendbarkeit/Umsetzbarkeit, Präferenzen des Patienten/ Studienteilnehmers) letztlich die Empfehlungsgrade (Tab. 10.2), mit denen eine Anwendungsoption belegt wird, also wie hoch und konsistent die vorliegende Datenlage ist, die zur Ableitung der Empfehlung der einschlägigen Anwendung führt.

Wenn für eine Behandlungsmethode keine wissenschaftlichen Studien vorliegen, nicht möglich oder geplant sind, aber für das Behandlungsverfahren innerhalb der Konsensusgruppe eine Übereinkunft besteht, so kann diese Methode die Empfehlungsstärke Good Clinical Practice (GCP) erhalten.

Daneben existieren aber auch „Negativempfehlungen" der Stärke A (starke Negativempfehlung: „soll nicht") und B (abgeschwächte Negativempfehlung: „sollte nicht"), die auf den jeweiligen in Tab. 10.2 angegebenen Evidenzgraden beruhen (Bundesärztekammer et al. 2017).

Um die Einstufung von Studien gemäß unterschiedlicher Kriterien abzuschließen, erfolgt final noch eine Einteilung in Studienphasen, die auf den Code of Federal Regulations der US-amerikanischen Behörde Food and Drug Administration (FDA) zurückgeht. Die Anwendung ist dabei nicht explizit auf pharmazeutische Fragestellungen beschränkt, wird aber fast ausschließlich in diesem Bereich eingesetzt.

Tab. 10.2 Empfehlungsgrade gemäß Programm für nationale Versorgungsleitlinien (Bundesärztekammer et al. 2017)

Grad A: Soll-Empfehlung	Zumindest eine randomisierte kontrollierte Studie von insgesamt guter Qualität und Konsistenz, die sich direkt auf die jeweilige Empfehlung bezieht und nicht extrapoliert wurde (Evidenzebene Ia und Ib)
Grad B: Sollte-Empfehlung	Gut durchgeführte klinische Studien, aber keine randomisierten klinischen Studien, mit direktem Bezug zur Empfehlung (Evidenzebene II oder III) oder Extrapolation von Evidenzebene I, falls der Bezug zur spezifischen Fragestellung fehlt
Grad C (oder 0): Kann-Empfehlung	Berichte von Expertenkreisen oder Expertenmeinung und/oder klinische Erfahrung anerkannter Autoritäten (Evidenzkategorie IV) oder Extrapolation von Evidenzebene IIa, IIb oder III. Diese Einstufung zeigt an, dass direkt anwendbare klinische Studien von guter Qualität nicht vorhanden oder nicht verfügbar waren

Tab. 10.3 Studienphasen und (dafür) vorrangig benutzte Studientypen

Phase	Versuchsgruppe	Fragestellung	Studientyp
Präklinische Phase	Tierexperimentell, Zellkulturen	Wirkmechanismus, Toxizität	Experimenteller Studientyp
Phase 1	Gesunde Menschen	Pharmakokinetik/ Pharmakodynamik	Nichtkontrollierte Interventionsstudie
Phase 2	Ausgewählte Patienten (kleine Fallzahl)	Dosisermittlung, Verträglichkeit	Interventionsstudie (einarmig oder nicht randomisiert vergleichend)
Phase 3	Patienten mit definierten Eligibilitätskriterien (hohe Fallzahl)	Effektivität vs. Placebo, usual care	Randomisierte klinische Studie (RCT)
Phase 4	Patienten (sehr hohe Fallzahl)	Nebenwirkungen	Kohortenstudien, Anwendungsbeobachtung

10.3 Studienphasen

Für Implementierung und Überwachung insbesondere pharmakologischer Wirkstoffe existiert eine feste Abfolge von Studienphasen mit festgelegten Versuchsgruppen, Fragestellungen und Studientypen (Tab. 10.3).

Interventionsstudien im Spannungsfeld „körperliches Training" sind fast immer Phase-3-Studien. Diese suboptimale Situation fehlender Untersuchung der grundsätzlichen Effektivität des Trainingsinhalts, Vernachlässigung der Dosisermittlung und Verträglichkeit bei meist niedriger bis moderater Fallzahl ist sicherlich *die* Schwachstelle trainingswissenschaftlicher Interventionsforschung.

10.4 Bewertungsschemata (Scores) zur Erfassung der methodischen Studienqualität

Die Einordnung der methodischen Qualität ist ein wichtiges Instrument zur Identifikation von systematischen Fehlern (Bias), welche die Studienergebnisse verfälschen können. So wird berichtet, dass in klinischen Studien, in denen die Zuteilung nicht verborgen bleibt („Allocation Concealment") oder Assessoren, Therapeuten und Teilnehmer keiner Verblindung unterzogen werden, ein größerer Interventionseffekt entsteht als in qualitativ höherwertigen Untersuchungen (Egger et al. 1997; Schulz et al. 1995). Auch aus diesem Grund ist die kritische Beurteilung der methodischen Qualität von Primärstudien ein wesentliches Merkmal systematischer Reviews und Metaanalysen. Daneben dienen entsprechende Bewertungsschemata oft zur strukturierten Begutachtung, sind also (mit-)entscheidend für die Annahme oder Ablehnung einer Publikation bzw. die Einstufung einer wissenschaftlichen Arbeit oder eines Antrags. Es ist ratsam, sich bereits im Vorfeld der Berichterstattung, Publikation oder Antragstellung mit unterschiedlichen Aspekten und Fragestellungen dieser Bewertungsschemata vertraut zu machen und darüber hinaus eng an der vorgegebenen Formulierung zu bleiben, um Missverständnisse zu vermeiden. Bei einigen Skalen werden beispielsweise keine Punkte vergeben, wenn nach genauem Lesen „die Möglichkeit" besteht, dass ein Kriterium nicht erfüllt wurde (Sherrington et al. 2000).

Im Weiteren werden vier im Spannungsfeld der Sport- und Trainingswissenschaft angewendete *Scores* zur Erfassung der methodischen Studienqualität vorgestellt und erläutert.

Jadad-Skala

Die *Jadad-Skala* oder *Oxford-Skala* (Jadad et al. 1996) ist ein sehr einfaches Bewertungsschema, um die methodische Qualität klinischer Interventionsstudien zu analysieren. Die Skala besteht aus drei dichotomen Fragen, die direkt die methodische Studienqualität abfragen. Die ersten beiden Fragen vergeben sowohl einen Punkt für die Randomisierung und Verblindung wie auch jeweils einen Punkt für die Beschreibung der korrekten Durchführung. Die letzte Frage adressiert die genaue Beschreibung ausgeschlossener Teilnehmer. Abb. 10.2 zeigt den Bewertungsalgorithmus der Jadad-Skala (Jadad et al. 1996).

Durch die Beschränkung auf drei Aspekte bleiben jedoch andere, für die methodische Studienqualität wichtige Faktoren unberücksichtigt. So werden weder die Datenanalyse und ihre Berichterstattung, noch die Vergleichbarkeit der Gruppen, die Interventionsdurchführung oder die Verwendung von Surrogatendpunkten abgefragt. Insofern muss die Jadad-Skala als Qualitätssiegel minderer Güte eingestuft werden.

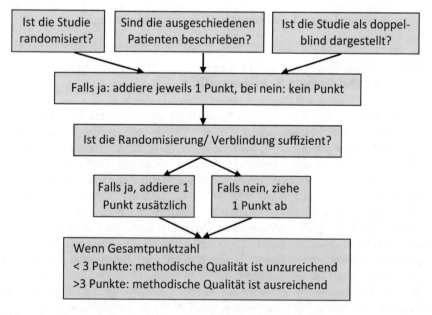

Abb. 10.2 Bewertungsalgorithmus der Jadad-Skala (Jadad et al. 1996)

Cochrane Collaboration's tool for assessing risk of bias (ROB II)

Der *Cochrane Collaboration's tool for assessing risk of bias* (ROB II) ist ein evidenzbasiertes Bewertungsschema, das überwiegend auf theoretischen und empirischen Forschungsergebnissen sowie auf Expertenrating klinisch Forschender basiert (Higgins und Green 2011; Hrobjartsson et al. 2013). Der ROB II fokussiert auf eine strukturierte Erfassung von systematischen Fehlern bzw. Verzerrungen (Bias) und setzt sich aus sieben Domänen zusammen. Die Verwendung des ROB II setzt somit eine gewisse Expertise im Spannungsfeld „systematische Fehler oder Verzerrungen" (Bias) voraus. Obgleich der ROB II im sportmedizinisch-/trainingswissenschaftlichen Spannungsfeld relativ selten Anwendung findet, ist dieser Ansatz schon aus didaktischen Gründen wertvoll und soll an dieser Stelle kurz aufgeführt und erläutert werden. Tab. 10.4 zeigt zunächst eine Auflistung wichtiger Bias-Typen, ihre Bedeutung und Konsequenz. Eine wesentlich ausführlichere Darstellung und Erläuterung ist unter https://catalogofbias.org (Sacket 2019) zu finden.

Kein Bias, aber ebenfalls übergreifende Faktoren, die zu Verzerrungen führen können, sind sogenannte *Confounder*, also die Studienendpunkte respektive deren Veränderung beeinflussende Störgrößen. In Querschnittstudien führen Confounder oft zu Scheinkorrelationen, die einen Zusammenhang vortäuschen. Das klassische Beispiel ist der positive Zusammenhang zwischen Schuhgröße und Karriereposition („Personen mit hohen Schuhgrößen haben die „höherwertigen" Jobs"). Freilich basiert dieser Zusammenhang nicht auf der Größe der Füße per se, sondern schlicht auf dem Umstand, dass Männer im Mittel größere Füße haben und aus Gründen, die unabhängig von der Schuhgröße sind, im Mittel die höheren Karrierepositionen innehaben.

Auch bei klinischen Studien zur Erfassung gerichteter kausaler Zusammenhänge haben Confounder eine wesentliche Bedeutung. Untersuchungen, die eine spezifische Maßnahme mittels Parallelgruppendesign evaluieren, müssen Confounder so gut als möglich kontrollieren oder idealerweise ausschließen/eliminieren, um einen kausalen Effekt zwischen der Maßnahme und der Veränderung des Studienendpunktes sicherzustellen. Bestehen nach Gruppenzuordnung bewusst oder durch Zufall relevante oder gar signifikante Unterschiede bspw. für Lebensalter oder Geschlecht, so kann sich die Entwicklung von alters- bzw. geschlechtsabhängigen Größen (z. B. Muskelmasse; vgl. Peterson et al. 2011; Tracy et al. 1999) sehr deutlich unterscheiden. Die sogenannte *stratifizierte Randomisierung* kann diesen Effekt vermeiden helfen. Nach Klassifikation und Einteilung der Teilnehmer gemäß (bzw. nach Möglichkeit) der zentralen Eigenschaft/Confounder in Untergruppen wird dabei eine randomisierte Zuordnung der Teilnehmer (meist in Teilnehmerblocks mit mehreren Teilnehmern) jeder Untergruppe in die Studiengruppen vorgenommen. Diese Vorgehensweise stellt somit eine Ausgeglichenheit der Studiengruppen für die Eigenschaft/Confounder weitgehend sicher.

Tab. 10.5 zeigt die im ROB II verwendeten Bias-Domänen, Ursachen/Charakteristika, Umsetzung in der Berichterstattung und Kriterien ihrer Beurteilung als Zusammenfassung des englischen Originals (Higgins und Green 2011).

Insgesamt überprüft der ROB II somit sieben Kriterien, für die er ein niedriges *(low risk of bias)*, unklares *(unclear risk of bias)* und hohes *(high risk of bias)*

Tab. 10.4 Übersicht unterschiedlicher Typen von systematischen Fehlern bzw. Verzerrungen (Bias) (Sacket 2019) bezogen auf klinische Studien. Da nicht alle englischen Begriffe ein deutsches „Pendant" haben, erfolgt die Bezeichnung in englischer Sprache

Selection Bias	Studienpopulation ist keine Zufallsauswahl der Zielpopulation, für die eine Aussage getroffen werden soll
	Die rekrutierten Gruppen unterscheiden sich in relevanten Eigenschaften
Konsequenz	*Fehlende Generalisierbarkeit; unterschiedlicher potentieller Einfluss/ Gruppe der Kovariate auf den Studienendpunkt*
Self-selection Bias	Eine Person entscheidet bewusst selbst, ob sie an der Intervention teilnimmt (keine Zufallsstichprobe)
Konsequenz	*Hohe Motivation, hohe Bereitschaft und Erwartung kann zu günstigeren Effekten führen*
Performance Bias	Durch fehlende Verblindung wissen Untersucher, Therapeut und/oder Teilnehmer um ihre Gruppenzugehörigkeit
Konsequenz	*Im „Sinne der Erwartung" können bewusst oder unbewusst, günstigere Ergebnisse für die aktive Studiengruppe generiert werden*
Allocation Bias	Untersucher weiß bereits vor der Zulosung oder selektiert bewusst, welche Intervention/Gruppenzugehörigkeit der Teilnehmer erhält
Konsequenz	*Verzerrung des Studienergebnisses durch mögliche Implementierung „erfolgversprechender Teilnehmer" in die aktive Studiengruppe*
Recall Bias	Teilnehmer können sich nicht mehr an frühere Ereignisse oder Erfahrungen erinnern oder Details nicht mehr berichten
Konsequenz	*Fehlende, fehlerhafte oder falsche Berichterstattung seitens der Teilnehmer*
Detection Bias	Das Ergebnis der Messung hängt mit spezifischen Charakteristika des Teilnehmers zusammen
	Dem Tester ist die Gruppenzugehörigkeit des Teilnehmers bekannt
Konsequenz	*Über- oder Unterschätzung des Studieneffekts; bewusste oder unbewusste Beeinflussung des Studienergebnisses*
Observer Bias	Differenz zwischen einem „wahren Wert" und dem tatsächlich beobachteten Wert durch Unterschiede zwischen den Beobachtern/ Testern, u. a. durch Validitätsproblematik und fehlende Quantifizierung
Konsequenz	*Systematische Über- oder Unterschätzung des Studieneffekts durch alternative oder fehlerhafte Interpretation/Analyse der Beobachtung*
Attrition Bias	Systematische Unterschiede zwischen Personen, welche die Studie verlassen (oder an den Messungen nicht teilgenommen haben), und Teilnehmern, die sie fortsetzen
Konsequenz	*Insbesondere bei Ungleichheit zwischen den Studienabbrüchen in aktiver Gruppe und Kontrollgruppe, kann es bei Abbrüchen aufgrund der Zuordnung oder fehlender Effekte (z. B. in der Kontrollgruppe) zu einer Unter- oder Überschätzung des Effekts kommen. Eine Faustregel ist, dass <5 % Dropout zu geringen Verzerrungen führen und >20 % Dropout eine ernsthafte Bedrohung für die Validität darstellen (siehe Kap. 12)*
Survivorship Bias	Fokussierung auf Personen, die es über einen Auswahlprozess geschafft haben, unter Vernachlässigung derer mit mangelnder „Sichtbarkeit"

(Fortsetzung)

Tab. 10.4   (Fortsetzung)

Konsequenz	*Systematische Überschätzung des Effekts, da nur Erfolgreiche/Über-* *lebende berücksichtigt werden und für Nichterfolgreiche/Verstorbene* *keine Daten vorliegen bzw. Daten nicht berücksichtigt werden*
Reporting Bias Publication Bias Dissemination Bias	Reporting Bias bezeichnet das selektive (Nicht-)Berichten von End-punkten, Publication Bias das selektive (Nicht-)Publizieren von Arbeiten, die dem Autor aus verschiedenen Gründen als opportun/nicht opportun erscheinen Studien mit negativem Ergebnis werden (nur) national, zeitverzögert oder mit geringer Reichweite veröffentlicht
Konsequenz	*Systematische Generierung einer Schieflage der vorliegenden Evidenz*

Tab. 10.5   ROB II: Bias-Domänen, Ursachen, Umsetzung und Kriterien ihrer Beurteilung (Higgins und Green 2011)

Selection Bias	Zufällige Sequenz-erzeugung	Beschreibung der Allokationssequenz zur Generierung vergleichbarer Gruppen in ausreichendem Umfang[a]	Bias durch inadäquate Generierung der Randomisierungs-sequenz?
	Allocation Concealment	Beschreibung der ver-deckten Zuordnung in Gruppen in ausreichenden Details	Verdeckte Zuordnung der Teilnehmer in die Gruppen?
Performance Bias	Verblindung von Teilnehmern und Untersuchern	Beschreibung der Maßnahmen zur Verblindung, inklusive Ergebnisse zur Effektivität der Verblindung	Wussten Teilnehmer oder Untersucher um die Gruppenzugehörigkeit?
Detection Bias	Verblindung des Testpersonals	Beschreibung der Maßnahmen zur Verblindung, inklusive Ergebnisse zur Effektivität der Verblindung	War dem Testpersonal die jeweilige Gruppenzuge-hörigkeit der Teilnehmer bekannt?
Attrition Bias	Inkomplette Ergeb-nisse	Beschreibung der Voll-ständigkeit der Ergebnisse je Studienendpunkt; Gründe für fehlende Ergeb-nisse, Analyseprinzipien, Behandlung fehlender Daten	Anzahl und Relevanz fehlender Daten, Behandlung von Fehl-werten (z. B. Fallaus-schluss, Imputation)
Reporting Bias	Selektive Bericht-erstattung	Alle in der Studien-registrierung genannten Studienendpunkte sind zu berichten	Wurde selektiv berichtet? Kamen Studienend-punkte hinzu oder wurden eliminiert?
Andere Bias	Siehe Tab. 10.4	Beschreibung weiterer Bias, die bislang nicht berichtet wurden	Liegen weitere systematische Fehler oder Verzerrungen vor?

[a]Werden relevante Einzelheiten zur Einschätzung eines Bias nicht ausreichend detailliert berichtet, lautet die Beurteilung des Bias-Risikos „unklar" (0 Punkte)

Risiko für einen der aufgeführten Bias vergibt. Eine grafische Übersicht über die Anwendung des ROB-II-Bewertungssystems zeigt Abb. 10.3.

PEDro-Bewertungsschema

Die Grundlage der PEDro-Skala (Sherrington et al. 2000) ist die Delphi-Liste (Verhagen et al. 1998), ebenfalls ein Werkzeug zur Erfassung der methodischen Studienqualität, das acht Kriterien abfragt. Die PEDro-Skala mit insgesamt elf Kriterien erfasst primär die Bereiche Randomisierung bzw. interne Validität (Kriterien 2–9) und Interpretierbarkeit der Ergebnisse (Kriterien 10–11). Kriterium 1, welches sich auf die externe Validität bezieht, geht nicht in die PEDro-Punktezahl ein, sodass maximal zehn Punkte vergeben werden können. Eine Gewichtung der Kriterien der PEDro-Skala gemäß Relevanz der einzelnen Kriterien ist nicht vorgesehen.

Die PEDro-Skala ist im Spannungsfeld der Sport- und Trainingswissenschaft das wohl gebräuchlichste Bewertungsschema. Aus diesem Grund soll diese Skala im Weiteren etwas intensiver besprochen werden. Tab. 10.6 zeigt Kriterien, eine Erläuterung zu den Kriterien und beispielhafte Formulierung zur Umsetzung. Tab. 10.7 zeigt ein Beispiel für die Vorgehensweise zur Studienbewertung nach PEDro.

	Generierung der Randomisierungssequenz (Selection-Bias)	Verdeckte Gruppenzuteilung (Selection-Bias)	Verblindung von Teilnehmern und Studienpersonen	Verblindung von Endpunkterhebung (Detection-Bias)	Unvollständige Daten zu Endpunkten (Attrition-Bias)	Selektives Berichten zu Endpunkten (Reporting-Bias)	Andere Ursachen für Bias
Autor 1	−	?	−	−	−	?	?
Autor 2	+	?	?	?	?	+	?
Autor 3	?	?	−	?	−	+	?
Autor 4	+	+	+	?	+	+	?
Autor 5	+	+	?	+	+	+	?
Autor 6	?	+	?	?	+	?	?
Autor 7	?	?	+	−	+	?	?

−	Hohes Risiko
?	Unklares Risiko
+	Geringes Risiko

Abb. 10.3 Anwendung des ROB II zur Studienbewertung

Tab. 10.6 PEDro-Skala: Kriterien, Erläuterungen und Beispiele

1. Die Ein- und Ausschlusskriterien wurden spezifiziert	ja □	nein □	Wo: ____

Angabe (Liste, Nennung) der Eignungskriterien, mit der geeignete Teilnehmer/Patienten rekrutiert wurden

Einschlusskriterien waren: (a) männlich, (b) 20–25 Jahre, (c) gesund; ausgeschlossen wurden Personen mit (a) einer Trainingshäufigkeit (gesamt) > 1 Einheit/Woche während der letzten 6 Monate, (b) Kontraindikationen für intensives Krafttraining, (c) Abwesenheit während der Interventionsphase > 14 Tage oder Abwesenheit während der Testphasen

2. Die Probanden wurden den Gruppen randomisiert zugeordnet (bei Crossover-Studien wurde die Abfolge der Behandlungen randomisiert zugewiesen)	ja □	nein □	Wo: ____

Wie wurden die Teilnehmer den Gruppen/Konditionen zugewiesen? Randomisierung ist die Zuteilung per Zufallsprinzip (z. B. Losverfahren). Der Hinweis, dass ein Randomisierungsverfahren verwendet wurde, reicht hier aus. Wünschenswert sind allerdings ausführlichere Informationen

Nach dem Zufallsprinzip wurden 80 Teilnehmer balanciert (1–1) zwei Studienarmen zugeordnet; (a) HIT-RT oder (b) Kontrollgruppe ohne Intervention. Für die Zuteilung wurden von den Teilnehmern in der Reihenfolge ihres Erscheinens Lose gezogen

3. Die Zuordnung zu den Gruppen erfolgte verborgen	ja □	nein □	Wo: ____

War die Zuordnung der Teilnehmer in die Gruppen für den Zuordnenden vorhersehbar?

Jedes der Lose befand sich in einer undurchsichtigen Kunststoffschale, sodass Teilnehmer und Forscher die Zuordnung vor Ziehung nicht kannten

4. Zu Beginn der Studie waren die Gruppen bzgl. der wichtigsten prognostischen Indikatoren einander ähnlich	ja □	nein □	Wo: ____

Gibt es Unterschiede zwischen den Gruppen hinsichtlich Größen, welche das Studienergebnis bzw. die wichtigsten Studien-Endpunkte beeinflussen können?

Tab. 1 zeigt die basalen Charakteristika der Gruppen. Bezüglich Kovariate mit potentiellem Einfluss auf die Studienendpunkte zeigten sich keine statistisch relevanten Unterschiede

5. Alle Probanden waren geblindet	ja □	nein □	Wo: ____

Die Teilnehmer wussten nicht, welcher Gruppe sie zugeordnet waren. Hintergrund der Verblindung ist, dass Teilnehmer der „aktiven Gruppe" häufig ihr Verhalten ändern (Hawthorne-Effekt) bzw. die Studie mit höherem Enthusiasmus angehen. Im Gegensatz zu körperlicher Aktivität/Training ist im pharmakologischen Bereich eine Verblindung mit Placebo leicht realisierbar. Möglich wäre die Implementierung einer semiaktiven Kontrollgruppe mit Intervention ohne Einfluss auf die Studienendpunkte und strikte Separierung der Gruppen

Trainings- und niedrigintensive „Wellness"-Kontrollgruppe wurde bezüglich der zugrunde liegenden Hypothesen im Unklaren gelassen und strikt voneinander separiert

6. Alle Therapeuten, die eine Therapie durchgeführt haben, waren geblindet.	ja □	nein □	Wo: ____

Die Therapeuten wussten nicht, welcher Teilnehmer welcher Gruppe zugeordnet war. Hintergrund dieser Verblindung ist, dass Therapeuten der „aktiven Gruppe" durch Enthusiasmus, Körpersprache, verbale Kommunikation subtile Signale der Erwartung an die Teilnehmer senden können und somit die Verblindung der Teilnehmer negativ beeinflussen oder ganz aufheben können

Den Therapeuten (Trainern, Übungsleitern etc.) war die Gruppenzugehörigkeit des Teilnehmers nicht bekannt, entsprechende Nachfragen wurden untersagt

7. Alle Untersucher, die zumindest ein zentrales Outcome gemessen haben, waren geblindet	ja □	nein □	Wo: ____

(Fortsetzung)

Tab. 10.6 (Fortsetzung)

Untersucher, Messassistenten und andere, die mit der Erfassung und Auswertung der Studienendpunkte betraut waren, wussten nicht, welcher Teilnehmer in welcher Gruppe war. Hintergrund dieser Verblindung ist, dass nicht im „Sinne der Erwartung" bewusst oder unbewusst günstigere Ergebnisse für die aktive Studiengruppe generiert werden			
Den Untersuchern (Messassistenten, MTA, MTRA etc.) war die Gruppenzugehörigkeit des Teilnehmers nicht bekannt, entsprechende Nachfragen wurden untersagt			
8. Von >85 % der ursprünglich den Gruppen zugeordneten Probanden wurde zumindest ein zentrales Outcome gemessen	ja □	nein □	Wo: ____
Die Daten der Studienendpunkte von mindestens 85 % der basal den Gruppen zugelosten Teilnehmern liegen vor. Bei Studien mit mehreren Messzeitpunkten müssen für mindestens einen Studienendpunkt die Daten für 85 % der Teilnehmer vorliegen			
Von den jeweils 40 Teilnehmern der Trainings- und Kontrollgruppe gingen die Datensätze von 38 (Trainingsgruppe) bzw. 39 (Kontrollgruppe) Teilnehmern in die Analyse ein			
9. Alle Probanden, für die Ergebnismessungen zur Verfügung standen, haben die Behandlung oder Kontrollanwendung wie zugeordnet bekommen, oder es wurden, wenn dies nicht der Fall war, Daten für zumindest ein zentrales Outcome durch eine Intention-to-Treat-Methode analysiert	ja □	nein □	Wo: ____
Die Teilnehmer absolvierten tatsächlich die ihnen nach Zulosung zugewiesene Intervention (bzw. Kontrollanwendung). Eine Verletzung liegt bspw. vor, wenn ein Teilnehmer die Gruppe wechselte (z. B. Training in die Kontrollgruppe) und seine Daten nicht für die initial zugeloste Gruppe analysiert werden. Das Intention-to-Treat-(ITT-)Prinzip *(once randomized always analyzed)* analysiert die Teilnehmer generell nach initialer Zuteilung			
Beim ITT-Prinzip unproblematisch; ansonsten in Text und/oder Flussdiagramm (Flowchart) „Alle Teilnehmer erhielten die ihnen zugeloste Intervention oder Kontrollbehandlung" bzw. im Flussdiagramm „Erhielten zugeordnete Intervention" vermerken (n = alle)			
10. Für mindestens ein zentrales Outcome wurden die Ergebnisse statistischer Gruppenvergleiche berichtet	ja □	nein □	Wo: ____
Werden die statistischen Unterschiede („Effekt") zwischen den Gruppen für mindestens einen zentralen Studienendpunkt angegeben? Meist als Zeit x Gruppe			
Die Veränderung der maximalen Sauerstoffaufnahme zeigte signifikante Unterschiede (p <0.001, Effektstärke: 1.02) zwischen der Trainingsgruppe (11,3 ± 6,1 % [Mittelwert ± Standardabweichung], p = .011) und der Kontrollgruppe (−0,7 ± 3,1 %, p = 0.256)			
11. Die Studie berichtet sowohl Punkt- als auch Streuungsmaße für zumindest ein zentrales Outcome	ja □	nein □	Wo: ____
Punktmasse ist hier als die Höhe des Interventionseffekts im Sinne von Inter- oder Intragruppen Differenzen und Streumaße als die korrespondierende Streuung der Daten (z. B. Range, Standardabweichung, Standardfehler, Konfidenzintervall, Interquartilsabstand) zu verstehen. Eine Grafik mit Angabe der Dimension von Punkt- und Streuungsmaßen reicht ebenfalls aus			
Siehe Punkt 10			

TESTEX-Bewertungsschema

Das *Tool for the assEssment of Study qualiTy and reporting in EXercise* (TESTEX) (Smart et al. 2015) setzt an den Schwierigkeiten und Limitationen der PEDro-Skala zur Erfassung der Studienqualität von randomisierten, kontrollierten Studien im Spannungsfeld körperlichen Trainings an. Primär sind dies Schwierig-

Tab. 10.7 Beispiel einer Auflistung der methodischen Studienqualität nach PEDro

First author, year	Eligibility criteria	Random allocation	Allocation concealment	Homogenity	Blinding participants	Blinding caregivers	Blinding assessors	Drop-out ≥ 85 %	ITT	Group comparison	Point estimate, variation	Total score
Author 1	Y	0	0	1	0	0	0	1	0	1	1	4
Author 2	Y	1	1	1	0	0	0	0	0	1	1	5
Author 3	Y	1	0	1	0	0	0	0	0	1	1	4
Author 4	Y	1	0	1	0	0	0	0	0	1	1	4
Author 5	Y	1	0	1	0	0	0	0	1	1	1	5
Author 6	Y	1	0	1	0	0	0	0	1	0	1	4
Author 7	Y	1	1	1	0	0	0	0	1	1	1	6
Author 8	Y	0	0	0	0	0	0	1	1	1	1	4
Author 9	Y	1	0	1	0	0	1	0	0	1	1	5
Author 10	Y	1	1	0	0	0	1	1	1	1	1	7
Author 11	Y	0	0	1	0	0	0	1	1	1	1	5
Author 12	Y	1	0	1	0	0	0	1	0	1	1	5
Author 13	Y	0	0	1	0	0	0	1	1	1	1	5
Author 14	Y	1	0	1	0	0	0	0	1	1	1	5

keiten in Zusammenhang mit Verblindung von Teilnehmern, Therapeuten/ Trainern und der Intervention per se. Aufgrund hoher Teilnehmermotivation, Leistungsbereitschaft und Erwartung innerhalb der aktiven Gruppe kann, wie bereits beschrieben, eine fehlende Verblindung der Teilnehmer zu einem (interventionsunabhängig) höheren Effekt (aktive vs. Kontrollgruppe) führen. Eine fehlende Verblindung von Testern/Beobachtern/Messassistenten/Datenerhebenden kann bewusst oder unbewusst im Sinne der Erwünschtheit zu höheren Effekten innerhalb der aktiven Gruppe (bzw. niedrigeren in der Kontrollgruppe) führen. Ein Beispiel sind mehrfache Tests mit ausschließlicher Berücksichtigung des besten Testergebnisses bei aktiven Probanden mit unerwartet geringen Effekten und eine Mittelung oder ein Einschluss des schlechtesten Testergebnisses bei unerwartet positiver Entwicklung des Kontrollprobanden – jeweils entsprechend den Erwartungen des Testers. Tatsächlich ist eine Verblindung von Teilnehmern und Therapeuten/Übungsleitern im sportmedizinisch/trainingswissenschaftlichen Spannungsfeld aber kaum möglich, da eine Vielzahl unterschiedlicher Kriterien eine effektive Verblindung erschwert. So ist bei klarer Trennung in aktive Gruppe und Kontrollgruppe, ohne die Möglichkeit der Placebo-Verblindung, die Gruppenzugehörigkeit bei Trainingsstudien meist offensichtlich.

Eine Möglichkeit zur Verblindung wäre in diesem Fall die Anwendung einer sogenannten *Sham-Intervention*, also einer Intervention ohne Effekt auf die avisierten Studienendpunkte in der Kontrollgruppe (Prasad und Cifu 2019). Ähnlich einem Placebo werden dem Kontrollteilnehmer durch die Sham-Intervention eine idealerweise ähnlich hohe Motivation und Erwartungshaltung wie dem aktiven Teilnehmern suggeriert. Die erfolgreiche Umsetzung einer Sham-Intervention ist jedoch nicht trivial und wird wiederum von einigen Aspekten erschwert oder ganz verhindert. So sind Interventionen, die bezüglich Typ (z. B. HIT-Krafttraining [RT] versus Stretching) und Belastungskomponenten (z. B. 3×45 versus 2×10 min/Woche) deutlich variieren, für den durchschnittlich intelligenten Studienteilnehmer, zumindest nach Studium der verbindlich herauszugebenden und wahrheitsgemäß verfassten Studienaufklärung/Patienteninformation, leicht zu durchschauen. Liegen aber Typ und Belastungskomposition der Interventionen zu eng zusammen, könnte sich ein unerwünschter, interventionsinduziert positiver Effekt auf Studienendpunkte ergeben.

Tatsächlich kann es insbesondere bei leistungsschwachen Kohorten schwierig werden, eine Sham-Intervention zu generieren, die keinerlei Auswirkungen auf physische und funktionelle Leistungsgrößen bzw. Studienendpunkte hat (Kemmler et al. 2010). Eine hinzukommende Schwierigkeit ist die Separierung der Studiengruppen und Therapeuten/Trainer, um einem Erfahrungs- und Wissensaustausch über die jeweiligen Übungsinhalte und Belastungskomposition vorzubeugen, der besonders bei den entsprechend beschlagenen Therapeuten/Trainern zu einer „Entblindung" führen würde. Insofern ist eine echte Sham-Strategie unserer Einschätzung nach somit bestenfalls bei großen multizentrischen Studien mit mehreren, räumlich ausreichend weit getrennten Standorten realistisch und erfolgreich, bei denen eine randomisierte Zuweisung der Gruppen auf der (eher unüblichen) Basis der Studienzentren erfolgt. Neben einer dadurch wesentlich einfacheren Separation von Teilnehmern und Übungsleitern unterschiedlicher Studiengruppen wäre über eine dezidierte Studienaufklärung/ Patienteninformation, die lediglich Bezug auf die Intervention des jeweiligen Standorts nimmt, eine relativ sichere Verblindung möglich.

Obwohl eine Sham-Intervention im Spannungsfeld trainingswissenschaftlicher Forschung somit grundsätzlich sinnvoll und notwendig wäre, um höhere Evidenzgrade zu realisieren (Prasad und Cifu 2019), ist ihre Umsetzung möglicherweise mit negativen Aspekten behaftet, die den positiven Effekt der Verblindung kompensieren können. Dies betrifft unserer Erfahrung nach einen erhöhten Ausstieg bei versuchter, aber misslungener bewusster Täuschung der Kontrollgruppe (Attrition Bias) über eine Sham-Intervention und nachfolgende Schwierigkeiten bei der Rekrutierung von Teilnehmern für Folgestudien.

Zusammenfassend ist die Vorgehensweise von TESTEX, die Verblindung von Teilnehmern und Therapeuten/Trainern *nicht* in den Kriterienkatalog der Studienbewertung aufzunehmen (siehe Tab. 10.8), somit nachvollziehbar und sinnvoll. Ein weiterer grundsätzlicher Unterschied von TESTEX zu den oben aufgeführten Bewertungsschemata ist der Einschluss von sport-/trainingsspezifischen Gesichtspunkten wie Trainingshäufigkeit *(„attendance")*, (Erfassung der) Progression *(maintenance of relative exercise intensity)* und Belastungskomposition *(exercise characteristics)*. Insofern evaluiert TESTEX nicht nur die methodische Studienqualität, sondern bereits ein Stück weit die inhaltliche Qualität bzw. das Potential der Intervention zur erfolgreichen Adressierung der avisierten Studienendpunkte. Tab. 10.8 zeigt zunächst das TESTEX-Protokoll (Smart et al. 2015) in der Übersicht.

Durch den Ausschluss der nur sehr eingeschränkt durchführbaren Verblindung von Teilnehmern/Patienten und Therapeuten/Trainern und den Einschluss von sport-/trainingsrelevanten Kriterien erscheint TESTEX somit als das wohl geeignetste Bewertungsschema zur Einordnung der Studienqualität trainingswissenschaftlicher Interventionsstudien. Während die trainingsunspezifischen Kriterien bereits oben besprochen und erläutert wurden (PEDro), soll hier eine Besprechung von Kriterien erfolgen, die einschlägig für TESTEX sind. Wir möchten die hier angesprochenen Aspekte auch als Vehikel nutzen, dem Leser nochmals dezidiert die spezifischen Fallstricke trainingswissenschaftlicher Forschung bewusst zu machen und mögliche Optionen zu bieten.

Im Kanon der Belastungsnormativa stellt die Trainingshäufigkeit neben dem angemessenen Verhältnis aus Reizintensität/Reizhäufigkeit den wohl relevantesten Parameter dar. Erfassung und Berichterstattung der „effektiven" Trainingshäufigkeit, also die Anwesenheit/Durchführung der Trainingseinheit (Attendance, Adherence), ist nicht nur hinsichtlich der Einschätzung der Effektivität der Trainingsmaßnahme zentral, sondern lässt auch Rückschlüsse auf die Attraktivität des Trainingsprotokolls zu. Die Attendance-Rate berechnet sich aus der Anzahl der effektiv wahrgenommenen Trainingseinheiten (TE) zu den gesamt angebotenen TE. Attendance/Adherence ist von der weniger einfach zu erfassenden *Compliance* strikt zu trennen. Compliance bezeichnet die Einhaltung des Trainingsprotokolls bzw. die Übereinstimmung der individuellen Trainingsumsetzung mit dem vorgegebenen Trainingsprotokoll, geht also deutlich weiter. TESTEX fragt in diesem Zusammenhang lediglich das Kriterium ab, ob die Attendance-Rate berichtet wurde, ohne diesen Faktor inhaltlich, bspw. bei der Aussteigerrate, zu bewerten.

Tab. 10.8 TESTEX-Bewertungsschema für Studien im Spannungsfeld „körperliches Training" (Smart et al. 2015)

TESTEX-Kriterium	Punkte
Kriterien der Studienqualität (maximal 5 Punkte)	
• Eligibilitätskriterien (Ein-/Ausschlusskriterien) spezifiziert?	1
• Randomisierungsstrategie spezifiziert?	1
• Allocation Concealment aller Teilnehmer bei Randomisierung spezifiziert?	1
• Vergleichbare Gruppen bei Studienbeginn?	1
• ~~Verblindung der Teilnehmer?~~	–
• ~~Verblindung der Therapeuten/Trainer?~~	–
• Verblindung der Tester/Messassessoren/Beobachter/Auswerter?	1
Kriterien der Berichterstattung/Reporting (maximal 10 Punkte)	
• Aussteigerrate berichtet (>15 %: 0 Punkte; <15 %: 1 Punkt)	1
• Schäden bzw. unerwünschte Nebeneffekte werden genannt?	1
• Anwesenheits-(Attendance-)Rate wird genannt?	1
• Intention-to-Treat-Analyse[a]	1
• Statistische Zwischengruppenvergleiche	
– Primäre Studienendpunkte berichtet?	1
– Sekundäre Studienendpunkte berichtet?	1
• Punkt- und Streuungsmaße für alle berichteten Endpunkte genannt	1
• Monitoring des Aktivitätsniveaus der Kontrollgruppe im Studienverlauf; entsprechendes Erhebungsinstrument genannt?	1
• Relative Reizhöhe im Interventionsverlauf konstant (d. h. Progression realisiert)	1
• Trainingsvolumen und Energieaufwand/-verbrauch	
– Vollständige Nennung der Trainingscharakteristika des Protokolls	1
Gesamtpunktzahl	**15**

[a]Die Autoren geben hier allerdings vor, bei fehlenden Werten entweder den letzten Messwert oder den basalen Wert zu verwenden. Moderne multiple Imputationsverfahren sind somit nicht explizit eingeschlossen, sollten aber unserer Einschätzung nach mit positivem Wert belegt werden

Auch der Aspekt des *Activity Monitoring der Kontrollgruppe* ist bei einer Interventionsstudie mit Kontrollgruppe, die im Allgemeinen dazu angehalten wird, ihr Aktivitätsniveau möglichst stabil zu halten, ein für das Studienergebnis absolut zentraler Aspekt. Tatsächlich kommt es vielfach vor, dass Personen, durch das Informationsschreiben motiviert, eine Trainingsmaßnahme aufnehmen, per Zufallsauswahl der Kontrollgruppe, also aus ihrer Sicht der „unerwünschten" Gruppe, zugeteilt werden. Während manche dieser Personen daraufhin die Teilnahme an der Studie ablehnen (Bias-Problematik!), führen andere ein privates Training durch oder erhöhen zumindest ihr körperliches Aktivitätsniveau. Um einen möglichen Studienausschluss zu vermeiden und weiterhin an den Testungen teilnehmen zu können, wird diese Erhöhung des Aktivitätsniveaus oft gar nicht berichtet. Als Konsequenz relevanter Erhöhung des Aktivitätsniveaus/körperlichen Trainings ist eine positive Auswirkung auf die Studienendpunkte, also eine systematische Verzerrung mit Annäherung der Ergebnisse von Trainings- und Kontrollgruppe, nicht nur möglich, sondern wahrscheinlich.

Auch an diesem Beispiel zeigen sich die Vorteile einer Verblindungsstrategie, die wie diskutiert, im trainingswissenschaftlich/sportmedizinischen Spannungsfeld nur sehr bedingt möglich ist. Lösungsansätze sind in der Praxis meist Wartegruppendesigns (Elliot und Brown 2002), bei der die Kontrollgruppe nach der eigentlichen Untersuchung die Intervention der aktiven Gruppe durchführt. Nachteil dieser Methode ist der hohe Aufwand einer zweiten Interventionsphase. Auch die Erhöhung der Fallzahl der „Trainingsgruppe" ist bei gleichbleibender Stichprobe der Kontrollgruppe kein Vorteil. Eine Weiterverfolgung der aktiven Gruppe nach Einstellung der Intervention würde dabei keine Kontroll-, sondern eher eine Dekonditionierungskonstellation schaffen. Des Weiteren ist diese Vorgehensweise nur bei Studien im „Wochenbereich" möglich, da kein Teilnehmer einer Kontrollgruppe monate- oder gar jahrelang (z. B. bei Interventionsstudien im Spannungsfeld der Osteoporose; vgl. Kemmler et al. 2016) warten möchte.

Eine mögliche Lösung, bei klarer Kommunikation dieser Vorgehensweise gegenüber dem Teilnehmer ist es, eine semiaktive Kontrollgruppe zu implementieren, die eine Interventionsmaßnahme durchführt, die möglichst keinen oder nur einen marginalen Effekt auf die Studienendpunkte, aber Effekte auf andere, von den Teilnehmern erwünschte Größen hat (Kemmler et al. 2010). Je nach Endpunkten der Untersuchung und Kohorte bieten sich hier niedrigintensive Dauerdehnung, Entspannungstechniken oder, bei leistungsfähigen Kohorten, niedrigintensives Kraft- oder Ausdauertraining mit geringem Trainingsvolumen an. In der Praxis und bei wenig leistungsfähigen Kollektiven stellt diese Vorgehensweise eine „Gratwanderung" dar, einerseits möglichst geringe Effekte auf die Studienendpunkte zu generieren (Bebenek et al. 2010; Kemmler et al. 2010), andererseits aber die Erwartungen der Teilnehmer zu erfüllen. Es wird angeraten, die oben diskutierten Aspekte im Vorfeld der Untersuchung unter Berücksichtigung von Studienendpunkten, Zielkohorte, Studienintervention und zur Verfügung stehenden Ressourcen zu prüfen.

Ein weiteres Prüfkriterium von TESTEX ist unter der etwas sperrigen Formulierung *relative exercise intensity remained constant* subsumiert. Hier soll überprüft werden, ob regelmäßige Erfassungen der Reizhöhe im Trainingsverlauf vorgenommen wurden. Hintergrund dieser Vorgehensweise ist es, Rückschlüsse zu erhalten, ob die Progression der Belastung im Interventionsverlauf (so sie denn stattfand ...) angemessen war, die avisierte Reizhöhe konstant (überschwellig) zu halten. Sportmotorische Tests zur Evaluierung der Leistung bzw. Leistungsentwicklung (z. B. 1-RM- oder x-RM-Tests; vgl. Kemmler et al. 2007) sind dabei nicht zwingend erforderlich (Smart et al. 2015). Die Erfassung der subjektiv empfundenen Belastungshöhe *(rate of perceived exertion)*, einmalig erhoben im Trainingsprozess, reicht gemäß TESTEX aus, dieses Kriterium zu realisieren. Insgesamt ist dieser Faktor, nicht lediglich zu erfassen, ob eine Progression der

Belastung im Trainingsverlauf stattgefunden hat, sondern ob sie effektiv war, ein Pluspunkt von TESTEX.

Auch das nächste Prüfkriterium von TESTEX, *exercise volume characteristics and energy expenditure,* ist zunächst etwas irreführend. Letztlich geht es nicht darum, lediglich umfangsorientierte Belastungsnormativa bzw. den Energieaufwand der Belastung zu berichten, sondern das applizierte Trainingsprotokoll vollständig zu beschreiben. TESTEX vergibt für dieses Kriterium nur dann einen Punkt, wenn alle Charakteristika des Trainingsprotokolls angemessen berichtet werden. Dies würde neben Trainingsinhalten, -mitteln und Aktionsformen insbesondere die Komposition der Belastungsnormativa einschließen. Wie kritisch und exakt diese Bewertung auszusehen hat (vgl. hierzu Belastungsnormativa/-charakteristika bei Toigo und Boutellier 2006), bleibt dem Prüfer überlassen. Grundsätzlich wünschenswert ist eine möglichst präzise und – im Rahmen der Möglichkeiten der jeweiligen Publikationsform – detaillierte Beschreibung des Trainingsprotokolls, um dem Leser eine angemessene Interpretation und mögliche Reproduktion der Ergebnisse zu erlauben.

Literatur

Bebenek, M., Kemmler, W., von Stengel, S., Engelke, K., & Kalender, W. (2010). Effect of exercise and cimicifuga racemosa (CR BNO 1055) on postmenopausal risk factors and complaints – The randomized controlled TRACE Study. *Menopause, 17*(4), 791–800.

Bundesärztekammer, Kassenärztliche Bundesvereinigung & Arbeitsgemeinschaft der Wissenschaftlichen Medizinischen Fachgesellschaften (2017). *Programm für Nationale VersorgungsLeitlinien – Methodenreport.*

Egger, M., Davey Smith, G., Schneider, M., & Minder, C. (1997). Bias in meta-analysis detected by a simple, graphical test. *BMJ, 315*(7109), 629–634.

Elliot, S. A., & Brown, J. S. (2002). What are we doing to waiting list controls? *Behaviour Research and Therapy, 40*(9), 1047–1052.

Gentil, P., Arruda, A., Souza, D., Giessing, J., Paoli, A., Fisher, J., et al. (2017). Is there any practical application of meta-analytical results in strength training? *Frontiers Physiology, 8,* 1.

Higgins, J. P. T., & Green, S. (2011). *Cochrane handbook for systematic reviews of interventions* www.cochrane-handbook.org.

Hrobjartsson, A., Boutron, I., Turner, L., Altman, D. G., Moher, D., & Cochrane Bias Methods, G. (2013). Assessing risk of bias in randomised clinical trials included in Cochrane Reviews: the why is easy, the how is a challenge. *Cochrane Database Systematic Reviews 5*(4), ED000058.

Jadad, A. R., Moore, R. A., Carroll, D., Jenkinson, C., Reynolds, D. J., Gavaghan, D. J., et al. (1996). Assessing the quality of reports of randomized clinical trials: Is blinding necessary? *Controlled Clinical Trials, 17*(1), 1–12.

Kemmler, W. (2013). Meta-analysis and exercise related sports medicine [Meta-Analysen im trainingswissenschaftlichen und sportmedizinischen Spannungsfeld]. *Deutsche Zeitschrift für Sportmedizin, 64*(3), 96–98.

Kemmler, W., Kohl, M., & von Stengel, S. (2017). Long-term effects of exercise in postmenopausal women: 16-year results of the Erlangen Fitness and Osteoporosis Prevention Study (EFOPS). *Menopause 24(1),* 45–51.

Kemmler, W., Lauber, D., Mayhew, J., & Wassermann, A. (2007). Repetition to fatigue to predict 1-RM performance. Looking behind the covariates. In J. Gießing & M. Fröhlich (Hrsg.), *Current Results of Strength Training Research* (S. 35–58). Göttingen: Cuvillier Verlag.

Kemmler, W., von Stengel, S., Engelke, K., Haberle, L., & Kalender, W. A. (2010). Exercise effects on bone mineral density, falls, coronary risk factors, and health care costs in older women: The randomized controlled senior fitness and prevention (SEFIP) study. *Archives of Internal Medicine, 170*(2), 179–185.

Mangold, S. (2011). *Evidenzbasiertes Arbeiten in der Physio- und Ergotherapie.* Berlin: Springer.

Miksch, A., Müller-Buehl, U., & Peters-Klimm, F. (2017). Evidenzbasierte Medizin und Leitlinien. In H. Klimm (Hrsg.), *Essentials – Intensivkurs zur Weiterbildung: Allgemeinmedizin* (S. 85–91). Stuttgart: Thieme.

Peterson, M. D., Sen, A., & Gordon, P. M. (2011). Influence of resistance exercise on lean body mass in aging adults: A meta-analysis. *Medicine and Science in Sports and Exercise, 43*(2), 249–258.

Prasad, V., & Cifu, A. S. (2019). The necessity of sham controls. *American Journal of Medicine, 132*(2), e29–e30.

Sacket, D. (2019). Catalog of bias. Catalogue of bias collaboration. https://catalogofbias.org/.

Sackett, D., Richardson, W., Rosenberg, W., & Haynes, B. (1997). *Evidence-based medicine: How to practice and teach EBM.* Edinburgh: Churchill-Livingston.

Schulz, K. F., Chalmers, I., Hayes, R. J., & Altman, D. G. (1995). Empirical evidence of bias. Dimensions of methodological quality associated with estimates of treatment effects in controlledtrials. *JAMA, 273*(5), 408–412.

Sherrington, C., Herbert, R. D., Maher, C. G., & Moseley, A. M. (2000). PEDro. A database of randomized trials and systematic reviews in physiotherapy. *Manual Therapy, 5*(4), 223–226.

Smart, N. A., Waldron, M., Ismail, H., Giallauria, F., Vigorito, C., Cornelissen, V., et al. (2015). Validation of a new tool for the assessment of study quality and reporting in exercise training studies: TESTEX. *The International Journal of Evidence-Based Healthcare, 13*(1), 9–18.

Toigo, M., & Boutellier, U. (2006). New fundamental resistance exercise determinants of molecular and cellular muscle adaptations. *European Journal of Applied Physiology, 97*(6), 643–663.

Tracy, B. L., Ivey, F. M., Hurlbut, D., Martel, G. F., Lemmer, J. T., Metter, E. J., et al. (1999). Muscle quality. II Effects of strength training in 65–75 year old men and women. *Journal of Applied Physiology, 86*(1), 195–201.

Verhagen, A. P., de Vet, H. C., de Bie, R. A., Kessels, A. G., Boers, M., Bouter, L. M., et al. (1998). The Delphi list: A criteria list for quality assessment of randomized clinical trials for conducting systematic reviews developed by Delphi consensus. *Journal of Clinical Epidemiology, 51*(12), 1235–1241.

Literaturrecherche, Datenbanken und Informationssysteme

11

Wolfgang Kemmler, Andrea Pieter, Jochen Mayerl und Michael Fröhlich

11.1 Literaturrecherche

Die Basis einer Literaturübersicht stellt die möglichst umfassende und hinreichend ergiebige Suche und Identifikation der einschlägigen Fachliteratur auf der Grundlage einer geeigneten Auswahlstrategie dar (Carnwell und Daly 2001). Die Stichwortsuche ist dabei die häufigste Methode der Wahl bei der Literaturrecherche (Burns und Grove 2001; Ely und Scott 2007). Um eine umfassende Suche zu gewährleisten, sollte eine ausreichende Anzahl relevanter Schlüsselbegriffe verwendet werden. Ansonsten werden wichtige Beiträge (z. B. Journal-Artikel, Kongressbeiträge, Monografien) möglicherweise übersehen, da die Autoren mit anderen Begriffen auf denselben Forschungsbereich verweisen (Aromataris und Riitano 2014). Die systematische Literaturrecherche folgt dabei i. d. R. einem definierten Ablaufschema und soll exemplarisch anhand der nachfolgend beschriebenen Struktur erläutert werden:

1. *Suchstrategien entwickeln*
   Zu Beginn steht eine klare Vorstellung von der Forschungsfrage, d. h. was genau soll untersucht und somit in die Suchstrategie aufgenommen werden. Entsprechend der Forschungsfrage wird hierzu nach dem PICO-Schema eine geeignete Suchanfrage durchgeführt (Abb. 10.1).
   Beispiel: „The effect of exercise on bone mineral density in post-menopausal women"
2. *Aufteilung der Forschungsfrage in seine Hauptkomponenten*
   Beispiele: „exercise", „bone mineral density", „post-menopausal"
3. *Erweiterung des Suchumfeldes*
   Erweitern Sie Ihre Stichwörter, indem Sie mögliche Variationen, Synonyme und alternative Schreibweisen ermitteln (Aromataris und Riitano 2014; Burns und Grove 2001).

© Springer-Verlag GmbH Deutschland, ein Teil von Springer Nature 2020
M. Fröhlich et al., *Einführung in die Methoden, Methodologie und Statistik im Sport*,
https://doi.org/10.1007/978-3-662-61039-8_11

Beispiele: „training, physical activity, sport", „bone density, bone content, BMD, BMC, bone loss", „Menopause, Postmenopause"

4. *Verwendung von Keyword-Phrasen*
Suchen Sie nach Keyword-Phrasen, indem Sie Suchbegriffe in doppelte Anführungszeichen setzen.
Beispiel: „physical activity"
Verwenden Sie das Fragezeichen (?): Es ist eine Möglichkeit, nach alternativen Schreibweisen derselben Wörter oder der Singular- und Pluralform zu suchen. Beispiel: „wom?n" (für woman oder women)
Verwenden Sie den Asterisk (*): Auf diese Weise können Sie alle relevanten Materialien erfassen, indem Sie nach Wörtern oder Phrasen suchen, die dieselbe Wurzel verwenden. Beispiel: *menopaus**

5. *Verwendung Boolescher Operatoren*
Verwenden Sie Boolesche Operatoren: AND, OR, NOT. Sie sollten großgeschrieben werden. Der Begriff AND kann verwendet werden, um die Suche zu präzisieren; OR, um die Suche zu erweitern; NOT, um Wörter oder Bedeutungen auszuschließen (Burns und Grove 2001; Rowley und Slack 2004). Beispiele: „physical activity" OR training OR exercise) AND (BMD OR „bone density" OR „bone mineral density") AND (Postmenopaus* OR Post-menopaus*)

6. *Verwendung von Filtern*
Verwenden Sie Filter, um die Ergebnisse einzugrenzen und zu verfeinern (Burns und Grove 2001). Je nach Datenbank existieren eine Vielzahl von Filtern, die sich bspw. auf Geschlecht, Alter, Publikationstyp, Zeitschriftenkategorie, Publikationssprache, Publikationsaktualität beziehen und die Flut der oft vorliegenden Literatur auf die gewünschte exakte Fragestellung eingrenzen.

7. *Verwendung von Medical Subject Headings (MeSH)*
Verwenden Sie sowohl Freitext- als auch Betreffzeilen (z. B. Medical Subject Headings, MeSH). Betreffzeilen sind eine Reihe von beschreibenden Vokabeln, die in einer hierarchischen Struktur innerhalb einer Datenbank angeordnet sind.
Medical Subject Headings (MeSH) sind Werkzeuge einiger Datenbanken (z. B. PubMed und Medline), mit dem der Leser die Datenbank mit Begriffen durchsucht, indem er sich die mit ähnlichen Artikeln verknüpften MeSH-Begriffe ansieht (Thompson et al. 2019). Durch Eingabe von „bone mineral density" identifiziert PubMed Artikel mit den verwandten Begriffen „bone densities", „density, bone", „bone mineral density", „bone mineral densities", „density, bone mineral", „bone mineral content", „bone mineral contents".
Indem Sie einem Suchbegriff den Suchfelddeskriptor [tiab] („title/abstract") hinzufügen, können Sie PubMed anweisen, den Titel und den abstrakten Feldcode nach diesen Begriffen zu durchsuchen. Benutzt man weiterhin einen Suchfelddeskriptor wie [tw] („Textwort"), wird der Text zusätzlich nach den gewünschten Begriffen durchsucht (Aromataris und Riitano 2014).

11.2   Geeignete Datenbanken zur Literaturrecherche

Es existieren eine ganze Reihe elektronischer Datenbanken, die sich mit jeweils bestimmten Forschungs- und Informationsbereichen befassen und nahezu täglich erweitert werden (Greenhalgh 2015). Es ist daher zunächst wichtig zu ermitteln, welche Datenbanken für das Thema einschlägig relevant sind, da die erfolgreiche Suche in weiten Teilen durch die verwendete Datenbank bestimmt wird. Die klassische Suche in der wohl populärsten Datenbank MEDLINE allein wird in der Regel als nicht ausreichend angesehen, eine vollständige Identifikation der einschlägigen, vorliegenden Literatur zu generieren. Eine systematische Übersichtsarbeit ergab bspw., dass nur 30–80 % aller veröffentlichten randomisierten Studien mit einer MEDLINE-Recherche identifizierbar waren (Dickersin et al. 1994). Daneben kann es erfahrungsgemäß schwierig sein, relevante Datensätze in MEDLINE als Volltextveröffentlichung abzurufen.

Ein großer Vorteil von MEDLINE besteht allerdings darin, dass sowohl elektronisch nach Wörtern im Titel oder in der Zusammenfassung als auch unter Verwendung der standardisierten Indexbegriffe oder des kontrollierten Vokabulars Begriffe gesucht werden können, die jedem Datensatz zugewiesen sind.

- *MEDLINE:* Diese Literaturdatenbank der National Library of Medicine (NLM) enthält inzwischen mehr als 26 Mio. Verweise auf Artikel aus biomedizinischen und biowissenschaftlichen Fachzeitschriften seit dem Jahr 1946. MEDLINE enthält Artikel aus mehr als 5200 wissenschaftlichen Zeitschriften, die weltweit veröffentlicht wurden (www.nlm.nih.gov).
- *PubMed:* Diese kostenlose Ressource wird vom National Center for Biotechnology Information (NCBI) der National Library of Medicine (NLM) entwickelt und verwaltet. Die Datenbank enthält mehr als 30 Mio. Publikationen und Zusammenfassungen von begutachteter biomedizinischer Literatur und bietet zudem Zugang zu einer kostenlosen Version von MEDLINE, die auch aktuelle Zitate enthält, die für MEDLINE noch nicht indiziert sind (https://www.ncbi. nlm.nih.gov/pubmed/).
- *Embase:* Diese Datenbank bietet eine beispiellose Abdeckung der biomedizinischen Literatur mit über 32 Mio. Aufzeichnungen aus fast 8500 aktuell veröffentlichten Zeitschriften. Sie umfasst mehr als sechs Millionen Datensätze und mehr als 2900 Zeitschriften, die nicht von MEDLINE abgedeckt werden, und bietet darüber hinaus auch Zugriff auf Daten seit dem Jahr 1947 (https:// www.elsevier.com/solutions/embase-biomedical-research).
- *Scopus:* Diese Abstract- und Zitierdatenbank wurde im Jahr 2004 von Elsevier gestartet und umfasst 75 Mio. Aufzeichnungen und 23.500 Zeitschriften. Sie indiziert Inhalte von 24.600 aktiven Titeln und 5000 Verlagen. Diese Datenbank bietet den umfassendsten Überblick über die weltweiten Forschungsergebnisse in den Bereichen Wissenschaft, Technologie, Medizin, Sozial- und Geisteswissenschaften (https://www.scopus.com).

- *Web of Science:* Mit dieser leistungsstärksten Suchmaschine können Ideen aus über 1,7 Mrd. zitierten Referenzen aus über 159 Mio. Aufzeichnungen disziplinen- und zeitübergreifend nachverfolgt werden. Die Berichterstattung umfasst die Wissenschaften, Sozialwissenschaften, Künste und Geisteswissenschaften, erstreckt sich aber auch über verschiedene weitere Disziplinen (https://apps.webofknowledge.com/).
- *ScienceDirect:* Die Zeitschriften sind in vier Hauptabschnitte unterteilt: Physikalische Wissenschaften und Ingenieurwissenschaften, Biowissenschaften, Gesundheitswissenschaften und Sozialwissenschaften. 16 Mio. Artikel auf ScienceDirect sind frei zugänglich (https://www.sciencedirect.com/).
- *Cochrane Library:* Diese Sammlung von Datenbanken enthält verschiedene Arten hochwertiger, unabhängiger Evidenz. Das Ziel der Cochrane Collaboration ist es, zuverlässige und aktuelle Informationen zu erstellen und zu verbreiten, um die Entscheidungsfindung im Gesundheitswesen zu unterstützen (Greenhalgh 2015). Die Datenbankabdeckung erstreckt sich von 1992 bis heute, und die Ressource wird vierteljährlich aktualisiert. Zum Zeitpunkt dieser Überprüfung waren über 470.700 Datensätze verfügbar (https://www.cochranelibrary.com/help/access).
- *SPORTDiscus:* Diese Datenbank enthält mehr als 2,4 Mio Aufzeichnungen und referenziert auf Artikel in fast 60 Sprachen. Die Datenbank umfasst u. a. sportmedizinische Themen, Themen und Aspekte zu Ernährung, Physiotherapie, Arbeitsmedizin und -therapie, Bewegungsphysiologie und Kinesiologie (https://www.ebsco.com/products/research-databases/sportdiscus).

Die referierten Datenbanken sind als erster Zugriff zu verstehen und durch weitergehende Recherchen in disziplinspezifischen Datenbanken zu ergänzen, da der Schwerpunkt der beschriebenen Datenbanken naturgemäß nicht alle relevanten Disziplinen abdecken kann. Des Weiteren nimmt der Datenbestand täglich zu, sodass die angegebenen Informationen naturgemäß nur temporäre Gültigkeit besitzen. Darüber hinaus beziehen sich die angegebenen Internetadressen der vorgestellten Datenbanken auf den Zugriff vor Drucklegung des Kapitels.

Literatur

Aromataris, E., & Riitano, D. (2014). Constructing a search strategy and searching for evidence. A guide to the literature search for a systematic review. *American Journal of Nursing, 114*(5), 49–56.

Burns, N., & Grove, S. K. (2001). *The practise of nursing research: Conducting, critique, and utilization.* Philadelphia: WB Saunders.

Carnwell, R., & Daly, W. (2001). Strategies for the construction of a critical review of the literature. *Nurse Education in Practice, 1*(2), 57–63.

Dickersin, K., Scherer, R., & Lefebvre, C. (1994). Identifying relevant studies for systematic reviews. *BMJ, 309*(6964), 1286–1291.

Ely, C., & Scott, I. (2007). *Essential skills for nursing.* Edinburgh: Elsevier.

Greenhalgh, T. (2015). *Einführung in die evidenzbasierte Medizin.* Bern: Huber.

Rowley, J. T., & Slack, F. (2004). Conducting a literure review. *Management Research News, 27*(6), 31–39.

Thompson, E. A., Gann, L. B., & Cressman, E. N. K. (2019). Learning to successfully search the scientific and medical literature. *Cell Stress and Chaperones, 24*(2), 289–293.

Metaanalysen

12

Andrea Pieter, Michael Fröhlich, Jochen Mayerl
und Wolfgang Kemmler

12.1 Ziel und Hintergrund einer Metaanalyse

Der Begriff der Metaanalyse steht für eine Sekundäranalysemethode, mit deren
Hilfe die quantitativen Ergebnisse aus mehreren empirischen Untersuchungen zu
einer gemeinsamen Fragestellung zusammengefasst werden (Stamm und Schwarb
1995). Metaanalysen geben somit einen fundierten Überblick über den aktuellen
Stand der Forschung und gewinnen aufgrund der sich rasant entwickelnden Fülle
an wissenschaftlichen Publikationen – ebenso wie Reviews – zunehmend an
Bedeutung (Abb. 12.1).

Die Zusammenfassung einzelner Primärstudien ist insbesondere dann von
Interesse, wenn man einen komprimierten Überblick über den aktuellen Stand der
Forschung gewinnen möchte oder die im Rahmen von Einzelstudien gefundenen
Ergebnisse unübersichtlich oder inkonsistent sind (Ressing et al. 2009). Insbesondere in der Medizin, der Psychologie und der Erziehungswissenschaft
steigt die Zahl der publizierten Metaanalysen stark an (Döring und Bortz 2016).
Im Rahmen von Metaanalysen finden Daten Verwendung, die nicht direkt aus der
Labor- oder Feldforschung stammen, sondern es wird auf Daten aus bereits vorliegenden Primärstudien zurückgegriffen, d. h., die Metanalyse folgt dem Prinzip
der Analyse von Datenanalysen anderer Studien. Somit hat sie zum Ziel, aus
den Forschungsergebnissen schon existierender Untersuchungen (neue) Fragestellungen zu beantworten (Stamm und Schwarb 1995). Dabei ist es wichtig zu
beachten, dass sich die Metaanalyse nicht mit Versuchspersonen bzw. -objekten
im klassischen Sinn befasst, sondern die Untersuchungseinheiten vielmehr aus
kompletten Primärstudien bzw. den Ergebnissen dieser Primärstudien bestehen,
welche gleiche Fragestellungen thematisieren (Döring und Bortz 2016).

▶ Unter einer **Metaanalyse** versteht man eine Methode zur Sekundäranalyse von
Daten aus bereits existierenden quantitativen Primärstudien.

© Springer-Verlag GmbH Deutschland, ein Teil von Springer Nature 2020
M. Fröhlich et al., *Einführung in die Methoden, Methodologie und Statistik im Sport*,
https://doi.org/10.1007/978-3-662-61039-8_12

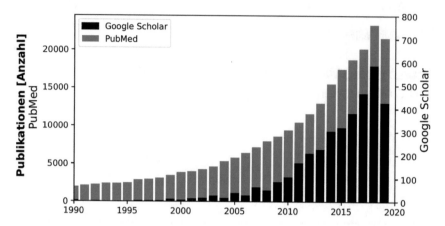

Abb. 12.1 Entwicklung der publizierten Metaanalysen und Reviews im Bereich Sport und körperliche Aktivität in Google-Scholar und PubMed seit 1990

Dies bedeutet natürlich, dass eine Metaanalyse nur dann durchgeführt werden kann, wenn vergleichbare Studien zu einer gemeinsamen Fragestellung existieren. Ziel ist es, einen Überblick über einen statistischen Effekt in dem Forschungsgebiet zu erhalten. Dieser statistische Effekt kann sich nach Döring und Bortz (2016, S. 895) auf Mittelwerte, Mittelwertsdifferenzen, Korrelationen, Prozentwerte, relatives Risiko oder Odds Ratio (Quotenverhältnis) beziehen. Das Grundprinzip einer Metaanalyse besteht in der Schätzung des Gesamteffekts und dem Analysieren von Moderatorvariablen, die die Größe des Effekts beeinflussen. So ist es beispielsweise sehr wichtig, mögliche Fehlerquellen innerhalb der Primärstudien oder Trends in den bisher publizierten Daten zu erkennen und in der Metaanalyse auch zu thematisieren (z. B. die Tendenz, dass positive Studienergebnisse häufiger publiziert werden als negative) (Al-Nawas et al. 2010).

Bevor eine Metaanalyse durchgeführt werden kann, müssen alle einschlägigen, relevanten Studien recherchiert und hinsichtlich ihrer Qualität und Aussagekraft bewertet werden. So ist es beispielsweise möglich, bei der Auswahl von Primärstudien den Fokus auf die interne Validität zu legen und nur experimentelle Studien in die Metaanalyse aufzunehmen und quasi- oder nichtexperimentelle Studien auszuschließen oder nur Primärstudien mit einem großen Stichprobenumfang zu integrieren, da diese präzisere statistische Effektgrößenschätzungen erlauben (Döring und Bortz 2016). Das Hauptziel von Metaanalysen ist die *statistische Aggregierung* der Ergebnisse von Primärstudien zu einer Fragestellung. Im Rahmen der Metaanalyse wird der Gesamteffekt über alle Primärstudien hinweg berechnet und anschließend auf Signifikanz geprüft. Da aber nicht nur das Vorliegen eines Effekts, sondern auch die Stärke dieses Effekts bewertet wird, postulieren Al-Nawas et al. (2010, S. 402) einen Paradigmenwechsel – weg von der bloßen Signifikanz einer einzelnen Studie hin zur Bewertung der Effektgröße über alle verfügbaren Studien.

Die Vorteile einer Metaanalyse liegen darin, dass sie quasi die *Einzelergebnisse der Primärstudien* addiert und somit eine höhere Teststärke und eine höhere statistische Validität aufweist. Des Weiteren weißt sie eine höhere *Konstruktvalidität* auf, da in den Primärstudien die Variablen wahrscheinlich unterschiedlich operationalisiert wurden. Ein weiterer Vorteil von Metaanalysen besteht darin, dass auch die *interne und externe Validität* höher sind, als dies in Primärstudien der Fall ist (Döring und Bortz 2016). Neben der Verarbeitung einer Vielzahl von Daten müssen im Rahmen einer Metaanalyse weiterhin Informationen zu Einschlusskriterien, Stichprobenumfang, Probandencharakteristika zu Beginn der Studie oder Abbruchraten tabellarisch dargestellt werden (Greenhalgh 2015). Im folgenden Abschnitt wird die konkrete Vorgehensweise bei der Durchführung einer Metaanalyse dargestellt.

12.2 Vorgehensweise bei der Durchführung einer Metaanalyse

Stark vereinfacht kann man den Ablauf einer Metaanalyse in verschiedene Phasen einteilen (Beelmann und Bliesener 1994; Döring und Bortz 2016; Ressing et al. 2009; Rustenbach 2003; Stamm und Schwarb 1995):

1. *Formulierung der Fragestellung:* Zu Beginn einer jeden Metaanalyse steht die zu untersuchende Forschungsfrage. Je nach Forschungsstand und Differenziertheit der bisherigen Ergebnisse können darauf aufbauend unterschiedlich ausdifferenzierte Hypothesen formuliert werden. Es ist darauf zu achten, dass die Fragestellung und die Hypothesen klar definiert sind und a priori schriftlich festgehalten wurden. Erst wenn die Fragestellung präzise formuliert wurde, kann mit der systematischen Suche nach geeigneten Primärstudien begonnen werden. Es ist weiterhin zu beachten, dass die Fragestellung auch tatsächlich bereits empirisch untersucht wurde. Da die Metaanalyse ein statistisches Verfahren ist, kommen nur Forschungsfragen in Betracht, deren Gegenstand numerisch (quantitativ) operationalisierbar ist. Es ist dann möglich, zum einen auf die den Primärstudien zugrundeliegende Fragestellung zuverlässigere Antworten zu geben, aber auch Einflussfaktoren zu finden, welche das Zustandekommen der Einzelergebnisse der Primärstudien beeinflusst haben. Es muss in dieser ersten Phase genau geklärt werden, über welche theoretischen Konstrukte Aussagen getroffen werden sollen und welche Indikatoren diese Konstrukte beschreiben und abbilden und welche nicht (Döring und Bortz 2016). Erst danach können Auswahlkriterien festgelegt werden, anhand derer Primärstudien in die Metaanalyse aufgenommen werden.

2. *Systematische Erfassung und Erhebung der empirischen Primärbefunde:* Die Qualität einer Metaanalyse basiert in erster Linie auf der Qualität und der Anzahl der einbezogenen Primärstudien. Diese Primärstudien stellen die Untersuchungseinheiten der Analyse dar. Eine umfassende (möglichst vollständige)

Berücksichtigung aller thematisch relevanten Untersuchungen ist hierbei zwingend erforderlich. Es ist festzulegen, anhand welcher Ein- und Ausschlusskriterien entschieden wird, ob die im Rahmen der Literatursuche gefundenen Primärstudien in die Metaanalyse einfließen können. Die Literatursuche erfolgt über Datenbanken, Online-Recherche-Systeme (z. B. Pubmed, Web of Science), Bibliotheken und in fachspezifischen Netzwerken unter Verwendung geeigneter Schlüsselwörter und Deskriptoren. Um Verzerrungen zu vermeiden, sollten möglichst alle relevanten Artikel, unabhängig von der Sprache, in der Metaanalyse berücksichtigt werden. Es ist auch sinnvoll, die Quellenverzeichnisse der gefundenen Artikel nach weiteren Primärstudien zu durchforsten oder in unveröffentlichten Kongressbänden zu recherchieren (Schneeballprinzip). Auch wird geraten, unveröffentlichte (sogenannte graue Literatur) zu berücksichtigen. Die bei der Recherche verwendeten Suchbegriffe und Suchbegriffkombinationen sind im Rahmen der Publikation der Metaanalyse darzustellen. Im Kontext der Literaturrecherche spielt der Publication Bias eine wichtige Rolle.

▶ Unter dem **Publication Bias** versteht man den Umstand, dass insbesondere theoriekonforme Ergebnisse häufiger publiziert werden und nicht theoriekonforme oder nicht signifikante Ergebnisse zumeist nicht zur Publikation eingereicht oder zur Publikation angenommen werden.

Die Gefahr einer Metaanalyse besteht somit darin, dass die untersuchten Effekte überschätzt werden, da gegebenenfalls Studien zugrunde liegen, die theoriekonforme Ergebnisse aufweisen, und Studien, die nicht zu theoriekonformen Ergebnissen geführt haben und aufgrund ihrer Nichtveröffentlichung keine Berücksichtigung fanden. Es ist deshalb anzuraten, auch (noch) nicht publizierte Studien in die Metaanalyse mit einzubeziehen. Diese kann man über wissenschaftliche Communitys und Fachgesellschaften, Anfragen in Mailinglisten wissenschaftlicher Fachgesellschaften und sonstige akademische Netzwerke recherchieren. Es ist jedoch zu beachten, dass unveröffentlichte Arbeiten keiner Qualitätskontrolle unterliegen und sich hieraus weitere oder gar größere Ergebnisverzerrungen ergeben können. Den Grad einer solchen Verzerrung des Studienpools durch den Publication Bias kann man statistisch abschätzen und im Ergebnisbericht (der Publikation) der Metaanalyse diskutieren. Die Berechnung der Verzerrung kann mithilfe von drei zur Verfügung stehenden Verfahren erfolgen: den Funnel-Plot (Trichtergrafik), die Fail-Safe-N-Methode sowie die Trim-and-Fill Prozedur. Zur genauen Beschreibung und Berechnung der Verfahren sei auf Döring und Bortz (2016, S. 907 ff.) verwiesen.

3. *Kodierung und Bewertung inhaltlicher und methodischer Studienmerkmale:* Bezüglich der Frage, welche Studien in die Metaanalyse aufgenommen werden und welche nicht, sind das *Garbage-in-Garbage-out-Argument* sowie das *Äpfel-und-Birnen-Argument* zu berücksichtigen.

▶ Unter dem **Garbage-in-Garbage-out-Argument** versteht man die Möglichkeit der eingeschränkten Validität einer Metaanalyse, da jede beliebige Untersuchung, unabhängig von ihrer methodischen Qualität in die Metaanalyse eingeht.

▶ Unter dem **Äpfel-und Birnen-Argument** versteht man die im Rahmen einer Metaanalyse bestehende Gefahr, dass Primärstudien zusammengefasst werden, denen unterschiedliche Operationalisierungen der abhängigen und unabhängigen Variablen zugrunde liegen.

In Metaanalysen sollten somit nur Primärstudien integriert werden, die methodischen Mindeststandards genügen (d. h. die insbesondere eine hohe interne Validität und eine ausreichende Teststärke aufweisen) und die gut vergleichbare Variablen untersuchen. Darüber hinaus sollten in Metaanalysen nur Einzelergebnisse eingehen, die aus unabhängigen Stichproben stammen.

Vor der metaanalytischen Auswertung sind die recherchierten Studien noch einmal hinsichtlich inhaltlicher und methodischer Kriterien zu sichten. Hierbei werden die relevanten Informationen der Primärstudien extrahiert und üblicherweise in Übersichtstabellen dargestellt (z. B. Tab. 12.1). Eine solche Vorgehensweise ermöglicht es, die Unterschiede zwischen den einzelnen Primärstudien deutlich hervorzuheben. Ungeeignete Studien werden von der Analyse ausgeschlossen. Die zugrunde liegenden Ein- und Ausschlusskriterien sind nicht wahllos festzulegen, sondern müssen vielmehr bereits im Rahmen der Formulierung der Forschungshypothese konkretisiert und inhaltlich begründet sein (Döring und Bortz 2016).

Bei Cochrane-Reviews ist es üblich, dass die Metaanalyse auf eine hohe interne Validität abzielt und nur randomisierte Kontrollgruppenstudien integriert werden. Eine Metaanalyse ist umso aussagekräftiger, je mehr Primärstudien ihr zugrunde liegen. Mit einer A-priori-Teststärkenanalyse kann bestimmt werden, wie groß der Studienpool mindestens sein sollte, damit Homogenitäts- und Signifikanztests die nötige Teststärke aufweisen. Generell kann aber eine Metaanalyse mit zwei zugrundeliegenden Primärstudien schon sinnvoll sein und den thematischen Kontext bereichern. Es ist jedoch auch aus pragmatischer Sicht zu beachten, dass der Aufwand für eine Metaanalyse erst mit einer gewissen Anzahl an Primärstudien interessant wird.

Alle der Metaanalyse letztlich zugrundeliegenden Primärstudien werden hinsichtlich der relevanten Merkmale (z. B. Stichprobenumfang, Effektstärkenmaß, Treatment, Untersuchungsdesign) und auch der möglichen Moderatorvariablen (z. B. Alter oder Geschlechterverteilung der Stichprobe) kodiert. Dies wird in der folgenden Phase näher erläutert.

4. *Aggregation der Primärbefunde:* Die in empirischen Studien gefundenen Effekte können mit unterschiedlichen Effektgrößenmaßen quantifiziert werden. Sie ermöglichen es, die Effekte nicht nur hinsichtlich der Signifikanz, sondern auch hinsichtlich der praktischen Bedeutsamkeit einzuordnen. Im Rahmen von Metaanalysen werden die Effektschätzer der zugrundeliegenden Primärstudien entweder direkt aus den Publikationen extrahiert oder basierend auf

Tab. 12.1 Übersichtstabelle der einer Metaanalyse zugrunde liegenden Primärstudien (n. Pieter und Wolf 2014)

Autoren	Probandencharakteristik	Treatment, statistische Analyse	Variablen, Erhebungs- instrumentarium	Hauptergebnisse	Methodenkritik
Alford et al. (2005)	N = 61 (EG = 30, KG = 31), 86 % w, 14 % m, durchschnitt- liches Alter = 37,17, Beamte einer Kinder- schutzbehörde, Teil- nahmekriterien = keine, Dropout = 4	Quasi-experimentelle Studie, Inter- vention = Einzelinter- vention mit Journaling, Geschichten erzählen, Bedeutung finden, Gefühle in Worte ausdrücken, Dauer = 3 Tage jeweils 15–20 min, Prä-Post- Design (vor Intervention und 3 Wochen danach), kein Follow-up	Mentale Gesundheit (GHQ-12) Pos./neg. Affektkontrolle (PANAS) Arbeitszufriedenheit (JIG)	*MW* Prä-Post-Test EG (1,03/12,1) KG (12,3/12,1), $F(1,58) = 9,60$, $d = 0,74$, $p = 0,03$	Keine Follow-up- Messung
De Jong und Emmelkamp (2000)	N = 86 (EG = 45, KG = 41), 53 % w, 47 % m, durchschnittliches Alter = 38, Polizisten, Lehrer, Angestellte Krankenhaus, Teilnahme- kriterien = Neurotizismus, geringe soziale Unter- stützung, mangelnde Coping-Strategien, geringe Selbstsicherheit, Dropout = 25	Randomisierte Studie, Intervention = Gruppen- intervention Stress- managementtraining (PR, AT), Dauer = 8 Wochen (2,5 h/Woche), Prä-Post- Design mit Follow-up nach 6 Monaten	Angst (STAI-T) Psychosomatische Beschwerden (PCQ) wahrgenommene tgl. Belastung (SRLE) Unzufriedenheit mit sozialer Unter- stützung (SSI) Zwischenmenschliches Verhalten (SIB) Coping-Strategien (UCL) Persönlichkeitseigenschaften (EPQ) Life Events (LES), arbeitsplatz- bezogener Stress (OSQ) Psychischer Stress (GHQ)	*MW* Prä-Post-Test EG (26,05/22,4), KG (27,1/25,3), $F = 9,6$, $d = $ k. A., $p < 0,00$	Moderatorvariablen (Arbeitsüberlastung, Absentismus, all- tägliche Stressoren etc.) wurden nicht kontrolliert
…	…	…	…	…	…

den in den Primärstudien berichteten statistischen Kennwerten neu berechnet. In diesem Kontext wird nach Döring und Bortz (2016, S. 914 f.) zwischen Gruppendifferenzmaßen (z. B. Cohens *d*), Zusammenhangsmaßen (z. B. Korrelationskoeffizient *r*), Varianzaufklärungsmaßen (z. B. Determinationskoeffizient *r²*) und Risikomaßen (z. B. Odds Ratio, OR) unterschieden. Die Wahl des Effektgrößenmaßes hängt u. a. vom Untersuchungsdesign und dem Skalenniveau der Variablen ab. Die Effektstärken der Primärstudien werden dann zu einem gemeinsamen, gepoolten Effektschätzer zusammengefasst. Dies ist mit den entsprechenden Umrechnungsregeln relativ einfach möglich und erfolgt in der Regel mit entsprechenden Metaanalyseprogrammen. Die Effektschätzer/Effektmaße der Primärstudien können durchaus heterogen sein. Dies liegt zumeist an Unterschieden im Studiendesign, in der Stichprobenzusammensetzung, an unterschiedlichen Arten der Rekrutierung der Stichprobe sowie dem Einsatz unterschiedlicher Diagnoseinstrumente bzw. Messmethoden. Es ist in der Publikation der Metaanalyse zwingend, die gewählte Methode zu nennen und zu begründen (weitere Ausführungen zu den genannten Verfahren finden sich in Ressing et al. 2009).

5. *Auswahl des metaanalytischen Modells:* Zur Berechnung von Metanalysen stehen verschiedene Modelle zur Verfügung, die auf unterschiedlichen Berechnungsmethoden der Gewichtungsfaktoren, mit denen die Effektgrößen der Primärstudien in die Schätzung der Gesamteffektgröße eingehen, basieren (Döring und Bortz 2016):

   – Das *Fixed-Effect-Modell* wird angewendet, wenn alle Studien inhaltlich denselben Populationseffekt erfassen und die Unterschiedlichkeit der Effektgrößen zwischen den Primärstudien auf Stichprobenfehler zurückgeht. Dies bedeutet, dass Primärstudien mit geringeren Stichprobenumfängen auch geringer gewichtet werden. Dieses Modell wird empfohlen, wenn sich die zugrundeliegenden Primärstudien in der Operationalisierung und Dosierung der unabhängigen Variablen sehr ähnlich sind.

   – Das *Random-Effects-Modell* geht davon aus, dass die Studien unterschiedliche Populationseffekte messen und Unterschiede in den Effektgrößen auch auf systematischen Unterschieden zwischen den Primärstudien basieren. Dieses Modell findet Anwendung, wenn von inhaltlich heterogenen Primärstudien auszugehen ist und diese einzelnen Unterschiede nicht durch Moderatorvariablenanalysen aufgeklärt werden können.

   – Das *Mixed-Effects-Modell* wird ausgewählt, wenn die Studien inhaltlich-konzeptionell und statistisch als heterogen einzustufen sind und ein Teil der Unterschiedlichkeit durch Moderatorvariablenanalysen aufgeklärt werden kann und der andere Teil der Unterschiedlichkeit als Zufallsfehler behandelt wird (wie im Random-Effects-Modell).

Zur Berechnung von Metaanalysen stehen inzwischen auch eine Reihe von Softwareprogrammen zur Verfügung (für einen Überblick siehe z. B. http://www.meta-analysis.eu). Mit Comprehensive Meta-Analysis (http://www.meta-analysis.com), ProMeta 3 (https://idostatistics.com/prometa3/) oder MetaWin (http://www.metawinsoft.com) stehen spezielle Metaanalyseprogramme zur Verfügung.

Aber auch mit speziellen Metaanalyse-Add-ons kann man inzwischen mit dem Tabellenkalkulationsprogramm Excel Metaanalysen durchführen. Für die gängigen Statistikprogrammpakete (SPSS, SAS, Stata) existieren bisher noch keine eigenen Metaanalysepakete.

6. *Interpretation der Ergebnisse:* Die Darstellung der Ergebnisse einer Metaanalyse erfolgt entweder tabellarisch oder aber die Effektschätzer der Primärstudien und die gepoolten Effektschätzer werden als sogenannte *Forest-Plots* grafisch veranschaulicht.

Im Rahmen des in Abb. 12.2 dargestellten Forest-Plot stellt das Rechteck in der Mitte der Linien den Punktschätzer dar, und die Länge einer Linie bezeichnet das 95 %-Konfidenzintervall (95 %-CI) dieses Schätzers. Die senkrechte Linie, der die höchste Bedeutung in der Abbildung zukommt, ist die sogenannte Nulleffektlinie. Sobald eine waagerechte Linie, die jeweils für eine Primärstudie steht, die Nulleffektlinie nicht schneidet, liegt die Wahrscheinlichkeit, dass ein echter Unterschied zwischen den untersuchten Gruppen in dieser Studie besteht, bei 95 %. Die Raute unterhalb der waagerechten Linien steht für die gepoolten Daten aller Primärstudien. Da die Raute die Nulleffektlinie in Abb. 12.2 nicht überlappt, kann man davon ausgehen, dass ein statistisch signifikanter Unterschied zwischen den beiden getesteten Gruppen besteht (Greenhalgh 2015).

Neben einer übersichtlichen Präsentation der Ergebnisse ist bei der Metaanalyse auch darauf zu achten, dass die Befunde sorgfältig interpretiert werden. Ähnlich wie bei Primärstudien wendet man sich hierbei zuerst der theoretischen

Abb. 12.2 Effektstärken zugrunde liegender Primärstudien dargestellt als Forest-Plot (aus Pieter und Wolf 2014, S. 145)

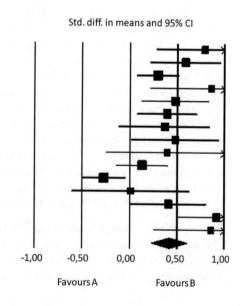

Bedeutung der Ergebnisse zu (d. h., konnte die Forschungshypothese bestätigt werden?). Es wird diskutiert, inwieweit die Metaanalyse den bisherigen Forschungsstand bekräftigt, widerlegt oder ergänzt bzw. erweitert. Darüber hinaus wird auch die praktische Bedeutsamkeit des metaanalytischen Befundes dargestellt.

Bei der Interpretation der Ergebnisse ist es wichtig, dass mögliche Einschränkungen der Metaanalyse berücksichtigt und kritisch diskutiert werden. So kann beispielsweise die Aussagekraft der Ergebnisse einer Metaanalyse durch Qualitätsmängel in den zugrundeliegenden Primärstudien limitiert sein.

12.3 Abgrenzung zwischen Metaanalyse und Review

Die Zusammenfassung von verschiedenen Primärstudien zu einer Einzelstudie ist nicht nur mithilfe einer Metaanalyse möglich. Die Begrifflichkeiten werden in der Literatur nicht immer trennscharf verwendet (Ressing et al. 2009). Sowohl die Metaanalyse als auch Reviews haben das primäre Ziel, den aktuellen Stand der Forschung anhand von Primärstudien zusammenzufassen. Im Rahmen von Reviews wird dies erreicht, in dem die einschlägige Literatur strukturiert vorgestellt und kritisch analysiert wird. Hierbei können theoretische, empirische und methodische Stärken und Schwächen der vorliegenden Primärstudien diskutiert werden. Allgemein werden narrative und systematische Reviews unterschieden. *Narrative Reviews* geben zumeist einen breitgefassten Überblick über ein bestimmtes Thema und sind geeignet, wenn man sich in relativ kurzer Zeit einen guten Einblick in ein aktuelles Forschungsgebiet verschaffen möchte. Die Auswahl der Primärstudien erfolgt in der Regel subjektiv und folgt keiner zuvor festgelegten Systematik (Ressing et al. 2009). Dies bedeutet, dass die Auswahl, Gewichtung und Bewertung der integrierten Primärstudien weitestgehend dem Verfasser/der Verfasserin des narrativen Reviews obliegen und nicht systematisch dokumentiert werden. Auch wird in einem narrativen Review zumeist nur eine geringe Anzahl von Primärstudien berücksichtigt. Der Schwerpunkt liegt nicht auf dem Aggregieren der Befunde, sondern auf den theoretischen, methodischen und empirischen Aspekten der Studien (Döring und Bortz 2016).

Systematische Reviews gehen darüber hinaus, und es werden bei der Erstellung bereits Ein- und Ausschlusskriterien festgelegt und nach Möglichkeit alle publizierten Studien zu einem Forschungsfeld berücksichtigt. Hierbei liegt der Fokus darauf, die für das Forschungsthema relevanten Informationen systematisch aus den Publikationen zu extrahieren. Ressing et al. (2009, S. 457) schlagen vor, sich bei der Beurteilung systematischer Reviews an folgender Checkliste zu orientieren:

- Lag ein a priori angefertigtes Stundenprotokoll vor?
- Lag eine a priori festgelegte Hypothese vor?
- Wurde die Literaturrecherche detailliert beschrieben?
- Wurden a priori festgelegte Ein- und Ausschlusskriterien angewendet und klar beschrieben?

- Wurde eine möglicherweise vorhandene Heterogenität zwischen den Studien berücksichtigt?
- Wurden die verwendeten statistischen Methoden klar beschrieben?
- Wurden die Limitationen der jeweiligen Zusammenfassung diskutiert?

Von besonderer Bedeutung sind hierbei die methodische Qualität der ein-geschlossenen Veröffentlichungen und eine Untersuchung der Gründe für eventuelle Unterschiede in den Ergebnissen der einzelnen Studien. Die Ergebnisse der einzelnen Primärstudien werden dargestellt und nach definierten Kriterien (z. B. Studiendesign und Rekrutierungsgegebenheiten) analysiert (Ressing et al. 2009). Im Gegensatz dazu werden in einer *Metaanalyse* die empirischen Einzel-ergebnisse der Primärstudien statistisch aggregiert. Dabei wird überprüft, ob ein Effekt in der Population vorliegt und wie stark dieser ausgeprägt ist.

Greenhalgh (2015, S. 163) benennt als Hauptvorteile eines systematischen Reviews die folgenden Aspekte:

- Explizite Methoden begrenzen systematische Fehler (Bias) bei der Auswahl und beim Ausschluss von Studien.
- Die Schlussfolgerungen sind daher zuverlässiger und genauer.
- Wissenschaftler und Entscheidungsträger können die riesige Informationsflut mithilfe von systematischen Reviews besser bewältigen.
- Die Zeit zwischen neuen Entdeckungen in der Forschung und der Umsetzung wirksamer diagnostischer und therapeutischer Strategien wird dadurch verkürzt.
- Die Resultate verschiedener Studien können formal verglichen werden, um so die Übertragbarkeit der Ergebnisse sowie ihre Konsistenz (Fehlen von Hetero-genität) zu gewährleisten.
- Die Gründe für Heterogenität (zwischen den Studien bestehende Inkonsistenz der Ergebnisse) können dadurch aufgedeckt werden und zu neuen Hypothesen über Subgruppen führen.
- Quantitative systematische Reviews (Metanalysen) erhöhen die Genauigkeit des Gesamtergebnisses.

Betrachtet man die Vor- und Nachteile von Metaanalysen und Reviews, so lässt sich konstatieren, dass die Metaanalyse auf eine statistische Effektstärke rekurriert, indem sie mehr oder minder gut gesicherte Aussagen darüber macht, inwieweit ein solcher Effekt in Bezug auf die untersuchte Fragestellung existiert und falls ja, wie stark dieser ist. Reviews befassen sich umfassender und grund-sätzlicher mit dem Forschungsgebiet und behandeln neben empirischen Befunden auch methodische und theoretische Fragen (Döring und Bortz 2016). Besondere Bedeutung im Rahmen metaanalytischer Betrachtungen kommt der Frage nach der Wirksamkeit bzw. Effektivität einer Maßnahme zu. Zentral wird hierbei der Begriff der Effektstärke bzw. der durch viele Einzeluntersuchungen geschätzte wahre Effekt einer Maßnahme. Metaanalysen haben somit im Rahmen von Kosten-Nutzen-Betrachtungen bzw. Kosten-Aufwand-Betrachtungen ihre Stärken. Die Hauptunterschiede der genannten Verfahren werden in Tab. 12.2 verdeutlicht:

Tab. 12.2 Unterschiedliche Arten der Zusammenfassung von Einzelstudien (n. Ressing et al. 2009, S. 457)

	Narrativer Review	Systematischer Review	Metaanalyse
Erstellung eines detaillierten Studienprotokolls und Auswerteplans	–	+	+
Literaturrecherche geeigneter Studien nach a priori definierten Ein- und Ausschlusskriterien	–	+	+
Quantitative Zusammenfassung der Ergebnisse (Berechnung gepoolter Schätzer, Untersuchung der Heterogenität, Sensitivitätsanalysen)	–	–	+
Analyse der Individualdaten	–	–	–
Gemeinsames Studienprotokoll der Einzelstudien und prospektiv geplante Auswertung	–	–	–

Metaanalysen, narrative und systematische Reviews stehen nicht in Konkurrenz zueinander, und es ist nicht möglich zu sagen, welches Verfahren das bessere wäre. Vielmehr können sie sich sinnvoll ergänzen. So kann die Metaanalyse beispielsweise als alleinstehende Analysemethode angewandt werden, sie kann aber auch als Teil eines systematischen Reviews integriert sein (Al-Nawas et al. 2010). Die Verfahren liefern, wenn sie korrekt umgesetzt werden, wichtige Beiträge zur Weiterentwicklung eines Forschungsfeldes. Döring und Bortz (2016, S. 899) raten dazu, vor der Anfertigung einer Metaanalyse zunächst möglichst aktuelle Reviews zu lesen. Dies ermöglicht eine Orientierung im Forschungsfeld und eine möglichst präzise Formulierung der Forschungsfrage. Und umgekehrt ist es sinnvoll, in einem Review die Ergebnisse von Metaanalysen zu referieren, da sie aus den bereits im Vorfeld dargelegten Gründen Einzelstudien überlegen sind.

Qualitativ hochwertige und zuverlässige Reviews und Metaanalysen werden regelmäßig aktualisiert, um die Evidenz möglichst aktuell zu halten. Angelehnt an Greenhalgh (2015) sind an dieser Stelle abschließend einige Tipps für Datenbanken zur Recherche für sportwissenschaftliche Fragestellungen von Reviews und Metaanalysen gegeben:

- Medline-Datenbanken
- Cochrane Central Register of Controlled Trials (CENTRAL)
- SURF-Datenbank des Bundesinstitutes für Sportwissenschaft (BISp)
- SPONET-Datenbank des Instituts für Angewandte Trainingswissenschaft in Leipzig
- Andere Datenbanken
- Fremdsprachige Literatur
- Graue Literatur (Dissertationen, interne Berichte, Zeitschriften ohne Peer-Review)
- In Primärquellen enthaltene Literaturverzeichnisse (sowie Bibliografien von Bibliografien usw.)
- Rohdaten aus veröffentlichten Studien, die durch persönliche Kontaktaufnahme zu den Autoren beschafft werden können.

Literatur

Al-Nawas, B., Baulig, C., & Krummenauer, F. (2010). Von der Übersichtsarbeit zur Metaanalyse – Möglichkeiten und Risiken. *Zeitschrift für Zahnärztliche Implantologie, 26*(4), 400–404.

Alford, W., Malouff, J. M., & Osland, K. S. (2005). Written emotional expression as a coping method in child protective services officers. *International Journal of Stress Management, 12*(2), 177–187.

Beelmann, A., & Bliesener, T. (1994). Aktuelle Probleme und Strategien der Metaanalyse. *Psychologische Rundschau, 45,* 211–233.

De Jong, M., & Emmelkamp, P. M. G. (2000). Implementing a stress management training: Comparative trainer effectivness. *Journal of Occupational Health Psychology, 5*(2), 309–320.

Döring, N., & Bortz, J. (2016). *Forschungsmethoden und Evaluation in den Sozial- und Humanwissenschaften.* Heidelberg: Springer.

Greenhalgh, T. (2015). *Einführung in die evidenzbasierte Medizin.* Bern: Huber.

Pieter, A., & Wolf, G. (2014). Effekte betrieblicher Interventionen zur Stressreduktion auf das Wohlbefinden. *Prävention und Gesundheitsförderung, 9*(2), 144–150.

Ressing, M., Blettner, M., & Klug, S. J. (2009). Systematic literature reviews and meta-analyses. *Deutsches Arzteblatt International, 106*(27), 456–463.

Rustenbach, S. J. (2003). *Metaanalyse. Eine anwendungsorientierte Einführung.* Bern: Huber.

Stamm, H., & Schwarb, T. M. (1995). Metaanalyse. Eine Einführung. *German Journal of Human Resource Management, 9*(1), 5–27.

Stichwortverzeichnis

A

Abgrenzungskriterium, 8
Adherence, 123
Akzeptanz, 31
Allocation Bias, 116
Allocation Concealment, 113
Alltagsbeobachtung, 85
Alternativhypothese, 53
Anwendungsforschung, 15, 17
arithmetisches Mittel, 43
Assoziation, 59
Assoziationsmaß, 59
Attendance, 123
Attrition Bias, 116, 117
Auspartialisierung, 75
Auswahleinheit, 33
Auswahlverfahren, 33
Auswertungsobjektivität, 29
axiomatische Messtheorie, 26

B

Befragung, 3, 7
Begründungszusammenhang, 18, 19
Beobachtung, 3, 7, 85, 86
    wissenschaftliche, 85
Beobachtungsplan, 86
Bias, 113, 116
Biografieforschung, 3
bivariates Verfahren, 40, 57
Bootstrapping, 78

C

ClinicalTrials.gov, 95
Clusteranalyse, 78
Compliance, 123

Confounder, 115
CONSORT, 101
    Flussdiagramm, 102

D

Daten, 24, 27
    Erhebungsmethode, 84
    Fälschung, 94
Datenbank, 131
Datenmatrix, 27
Delphi-Liste, 118
Deskription, 39
deskriptive Statistik, 40
Detection Bias, 116, 117
Determinationskoeffizient, 71
Deutsches Register Klinischer Studien
    (DRKS), 95
Diskriminanzvalidität, 31
Dissemination Bias, 117
Disziplin
    naturwissenschaftliche, 2
Dokumentenanalyse, 7
Doppelblindstudie, 87
Drittvariablenkontrolle, 73
Durchführungsobjektivität, 29

E

Eigenplagiat, 94
Eindeutigkeitsproblem, 26
Einzelfallanalyse, 88
Einzelfallhypothese, 8
Empirie, 6, 9
empirisches Wissen, 6, 7
Entblindung, 122

© Springer-Verlag GmbH Deutschland, ein Teil von Springer Nature 2020
M. Fröhlich et al., *Einführung in die Methoden, Methodologie und Statistik im Sport,*
https://doi.org/10.1007/978-3-662-61039-8

Entdeckungszusammenhang, 15, 17
EQUATOR, 101
Erhebungseinheit, 33
Erwartungseffekt, 87
Ethikkommission, 96
Evaluationsforschung, 16, 17
Evidenz, 109
evidenzbasierte Praxis, 109
Evidenzgrad, 110, 112
Evidenzklasse, 112
Experiment, 3, 7, 20, 81
Exploration, 39
externe Validität, 30

F
Fairness, 31
Faktorenanalyse, 78
Falsifikation, 8
Fehlverhalten
    wissenschaftliches, 94
Feldexperiment, 20
Fixed-Effect-Modell, 139
Follow-up, 106
Forest-Plot, 140
Forschung, 82
Forschungsdesign, 20
Forschungsparadigma, 10
Forschungsprozess, 5, 15
Fremdplagiat, 94

G
Gamma, 64
Garbage-in-Garbage-out-Argument, 137
Generalisierung, 19, 34, 39
Grenzwertsatz, 49
Grundgesamtheit, 33, 34, 40, 47
Grundlagenforschung, 16, 17
Gütekriterien, 29, 83
gute wissenschaftliche Praxis, 93

H
Halo-Effekt, 87
Häufigkeit, 42
    kumulierte, 42
    relative, 42
Hauptgütekriterien, 29
Hawthorne-Effekt, 87
Hermeneutik, 3
Humanwissenschaft, 1, 2

Hypothese, 8
Hypothesentest, 39

I
Imputation, 78
Indexbildung, 18
Indifferenzmatrix, 62
Indifferenztabelle, 61
Indikator, 18
induktive Statistik, 40
Inferenzstatistik, 40
    Notation, 47
Inhaltsanalyse
    qualitative, 89
Inhaltsvalidität, 30
Inklusionsschluss, 49
Intention-to-Treat-Analyse, 106
interne Konsistenz, 30
interne Validität, 30
Interpretationsobjektivität, 29
intersubjektive Erkenntnis, 3
Intervallskala, 28
Intervention, 100
Interview, 84
    narratives, 85
    problemzentriertes, 84
Irrtumswahrscheinlichkeit, 50, 53

J
Jadad-Skala, 114

K
Kausalhypothese, 68
Kausalität, 73
Konfidenzintervall, 50
Konsistenz
    interne, 30
Konstrukt, 18, 19
Konstruktivismus, 7
Konstruktvalidität, 31
Kontingenzmatrix, 62
Kontingenztabelle, 61
Kontrasteffekt, 87
Konvergenzvalidität, 31
Korrelation, 59
Korrelationskoeffizient, 59
Korrespondenzanalyse, 77
Kreuztabelle, 60
Kriteriumsvalidität, 30

kumulierte Häufigkeit, 42
Kurtosis, 45

L
Laborexperiment, 20
Lagemaße, 42
lege artis, 93
Literaturrecherche, 129
  Datenbank, 131

M
Matching-Verfahren, 78
Median, 43, 48
Mediatoreffekt, 74
Messen, 26
Messtheorie, 26
  axiomatische, 26
Metaanalyse, 133
  Limitationen, 110
  Review, 141
  Vorteile, 135
Methode, 3, 5
  quantitative, 81
methodische Qualität, 113
Methodologie, 3, 5
Mittelwert, 48
Mixed-Effects-Modell, 139
Mixed-Methods-Ansatz, 10
Mixed-Methods-Forschung, 82
Modus, 43, 48
multivariates lineares Regressionsmodell, 75
multivariate Verfahren, 40, 75

N
narrativer Review, 141
narratives Interview, 85
Nebengütekriterien, 31
Nominalskala, 28
Normalverteilung, 45, 49
Normierung, 31
Nullhypothese, 53

O
Objektivität, 29
Observer Bias, 116
Observer Drift, 87
Operationalisierung, 19, 23
ORBIT (Outcome Reporting Bias in Trials), 95
Ordinalskala, 28
Outcome Reporting Bias in Trials, 95
Oxford-Skala, 114

P
Paralleltest-Reliabilität, 30
Pearsons Produkt-Moment-Korrelation, 65
PEDro-Skala, 118
Performance Bias, 116, 117
Per-Protokoll-Analyse, 106
PICO, 109
Plagiat, 94
Praxis
  evidenzbasierte, 109
  wissenschaftliche, gute, 93
Primärforschung, 100
Primärstudie, 133, 135
problemzentriertes Interview, 84
PROSPERO, 96
Publikationsbias, 95, 117, 136

Q
qualitative Forschung, 9, 82
Qualität
  methodische, 113
quantitative Forschung, 9, 82

R
Random-Effects-Modell, 139
Randomisierung, 25, 114
  stratifizierte, 115
Rangskala, 28
Rationalismus, 7, 9, 18
Ratioskala, 28
RCT (Randomized Controlled Trials), 25, 101
  Checkliste, 103
Realismus, 7
Recall Bias, 116
Regressionsanalyse, 65, 68
Regressionsmodell
  lineares, multivariates, 75
relative Häufigkeit, 42
Reliabilität, 30
Replikation, 4
Reporting Bias, 117
Reporting Guidelines, 101
Repräsentationsproblem, 26
Repräsentationsschluss, 48, 50
Retest-Reliabilität, 30
Review
  Metaanalyse, 141
  narrativer, 141
  systematischer, 141
ROB II, 115
Rosenthaleffekt, 87

S
Scheinkorrelation, 73, 115
Schiefe, 45, 48
schließende Statistik, 40
Sekundäranalyse, 133
Sekundärforschung, 100
Selbstplagiat, 94
Selection Bias, 116, 117
Self-selection Bias, 116
Sham-Intervention, 122
Signifikanzniveau, 53
Signifikanztest, 24, 40
  Fehler, 54
Simulationsverfahren, 78
Skala, 28
Skalenniveau, 24, 40
Sozialforschung
  qualitative, 81
Sozialwissenschaft, 1, 2
Spearmans Rangkorrelation, 64
Spearmans Rho, 64
Sportmodell, 4
Sportwissenschaft, 1, 4
Standardabweichung, 44, 48
Standardfehler, 49, 51
Statistik, 39
  deskriptive, 40
  induktive, 40
  schließende, 40
statistischer Zusammenhang, 59
statistisches Verfahren, 40
Stichprobe, 33, 34, 40, 57
Stichprobenfehler, 51
Stichprobengröße, 35
Stichprobenumfang, 35
Stichprobenziehung, 34
Störvariable, 25
stratifizierte Randomisierung, 115
Streudiagramm, 65
Streuungsmaße, 43
Studiendesign, 99
Studienphasen, 113
Studientyp, 99
Survivorship Bias, 116
systematischer Review, 141

T
TESTEX, 120
Testhalbierungsreliabilität, 30
Testökonomie, 31
Theorie, 5, 6, 15
Tie, 64

Transkription, 85
Transparenz, 31
Triangulation, 83

U
univariate Verfahren, 40
Unterschiedshypothese, 8, 57
Untersuchungsdesign, 18

V
Validität, 30
  externe, 30
  interne, 30
Variable, 18, 24, 42
  abhängige, 20, 25
  latente, 25
  manifeste, 25
  unabhängige, 20, 24
Varianz, 44
Variationskoeffizient, 45, 48
Veränderungshypothese, 8
Verblindung, 114
Verfahren
  bivariates, 40, 57
  multivariates, 40, 75
  statistisches, 40
  univariates, 40
Verhältnisskala, 28
Verifikation, 8
Verwertungszusammenhang, 18

W
Wartegruppendesign, 125
Werturteil, 9
Wissen, 4
  empirisches, 7
Wissenschaft, 1
wissenschaftliche Beobachtung, 85
wissenschaftliches Fehlverhalten, 94

Z
z-Standardisierung, 45
Zufallsstichprobe, 47
Zumutbarkeit, 31
Zuordnung, 106
Zusammenhangshypothese, 8
Zusammenhang
  statistischer, 59

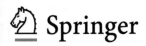 **Springer**

springer.com

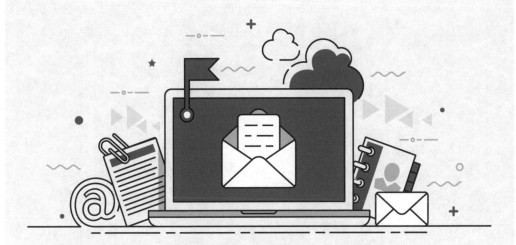

Willkommen zu den Springer Alerts

Unser Neuerscheinungs-Service für Sie:
aktuell | kostenlos | passgenau | flexibel

Mit dem Springer Alert-Service informieren wir Sie
individuell und kostenlos über aktuelle Entwicklungen
in Ihren Fachgebieten.

Jetzt anmelden!

Abonnieren Sie unseren Service und erhalten Sie per
E-Mail frühzeitig Meldungen zu neuen Zeitschrifteninhalten,
bevorstehenden Buchveröffentlichungen und
speziellen Angeboten.

Sie können Ihr Springer Alerts-Profil individuell an Ihre
Bedürfnisse anpassen. Wählen Sie aus über 500
Fachgebieten Ihre Interessensgebiete aus.

Bleiben Sie informiert mit den Springer Alerts.

Mehr Infos unter: springer.com/alert

Part of **SPRINGER NATURE**

Printed in the United States
By Bookmasters

Printed in the United States
By Bookmasters